**A GUERRA
CONTRA O CÂNCER
NO BRASIL**

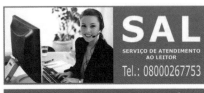

A GUERRA CONTRA O CÂNCER NO BRASIL

Médicos e Cientistas
em Busca de Novos Tratamentos

Carlos Henrique Fioravanti

Projeto gráfico
Hélio de Almeida

Posfácio
Roger Chammas

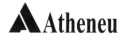

EDITORA ATHENEU

| *São Paulo* | — *Rua Avanhandava, 126 – 8º Andar*
Tel.: (11) 2858-8750
E-mail: atheneu@atheneu.com.br |

Rio de Janeiro — *Rua Bambina, 74*
Tel.: (21)3094-1295
E-mail: atheneu@atheneu.com.br

Copyright © 2019 Carlos Henrique Fioravanti
Direitos reservados à Editora Atheneu Ltda.

Projeto Gráfico e Capa:
Hélio de Almeida

Diagramação:
Know-How Editorial

Produção Editorial:
Equipe Atheneu

Ilustração de capa:
Teixo (*Taxus baccata*), do livro *Plantarum indigenarum et exoticarum icones ad vivum coloratae, oder, Sammlung nach der Natur gemalter Abbildungen inn- und ausländlischer Pflanzen, für Liebhaber und Beflissene der Botanik* (Coleção de ilustrações de plantas nacionais e estrangeiras pintadas com a natureza, para os amantes e entusiastas da botânica). Viena, Leipzig: Lukas Hochenleitter und Kompagnie, v. 2, p. 121, 1789, autor não identificado. O paclitaxel (taxol), medicamento antitumoral de uso amplo, era extraído da casca do teixo antes de ser produzido por cultura de células.

Ilustrações do verso da capa:
Projeto História do Câncer/Fiocruz; ZelHumorTotal; Prevent Cancer Foundation; USPS Breast Cancer Research, Union for International Cancer Control.

Ilustração ipê-roxo (p. VIII):
Martius C, Eichler AG, Urban I. Flora Brasiliensis. 1987; 8 (2): 113. Centro de Referência em Informação Ambiental (CRIA).

CIP-BRASIL. CATALOGAÇÃO NA PUBLICAÇÃO
SINDICATO NACIONAL DOS EDITORES DE LIVROS, RJ

F546g

Fioravanti, Carlos Henrique
A guerra contra o câncer no Brasil : médicos e cientistas em busca de novos tratamentos / Carlos Henrique Fioravanti ; posfácio Roger Chammas. – 1. ed. – Rio de Janeiro : Atheneu, 2019.

Inclui bibliografia
ISBN 978-85-388-1007-0

. 1. Câncer – Brasil – História. 2. Câncer – Brasil – Prevenção – História. I. Chammas, Roger. II. Título.

| 19-57602 | CDD: 614.5999
CDU: 616-006(81) |

Leandra Felix da Cruz – Bibliotecária – CRB-7/6135
07/06/2019   10/06/2019

FIORAVANTI, C.H.

A Guerra contra o Câncer no Brasil – Médicos e Cientistas em Busca de Novos Tratamentos

A única coisa necessária para o triunfo do mal é que os homens bons não façam nada.

Edmund Burke, filósofo irlandês

*Para Regina, sempre ao meu lado,
e Maria da Graça Mascarenhas,* in memoriam.

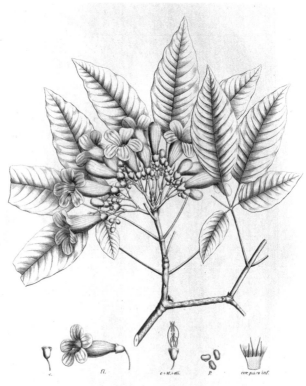

TECOMA impetiginosa.

Ilustração de ramos, frutos, folhas e folhas
do Ipê-roxo (*Handroanthus impetiginosus*),
publicada em 1897 na *Flora Brasiliensis*,
obra fundamental sobre a botânica brasileira
iniciada por Carl Friedrich Philipp von Martius
e concluída por August Wilhelm Eichler
e Ignatz Urban, com 40 volumes.
O antitumoral lapachol era inicialmente extraído
da subcasca do ipê-roxo, espécie de árvore
nativa da Mata Atlântica brasileira.

SUMÁRIO

Apresentação:
Da liberdade ao labirinto, 1

Parte 1

A penicilina e a micelina, 13

A sífilis, enfim vencida, 15

Lágrimas em Londres, 25

A animada turma de Oxford, 37

Peripécias brasileiras, 55

Parte 2

A ousadia de entender e combater o câncer, 73

Em busca das origens do câncer, 75

O perigo dos novos equipamentos, 103

Criadores de fármacos, 107

Abismos crescentes, 133

Posfácio:
Um chamado para a ação, 137

Notas, 143

Referências, 173

Apresentação:
Da liberdade ao labirinto

Sente que megatérios o estrangulam...
A asa negra das moscas o horroriza;
E autopsiando a amaríssima existência
Encontra um cancro assíduo na consciência
E três manchas de sangue na camisa!

Monólogo de uma sombra, do livro *Eu*,
Augusto dos Anjos, 1912

Há muito tempo, o câncer – antes chamado de cancro – não era apenas uma doença ou conjunto de doenças, mas também a metáfora de um mal imenso. Em 1817 o *Correio Braziliense*, o primeiro jornal brasileiro, impresso em Londres e enviado ao Brasil de navio, publicou a Proclamação do Governo Provisório de Pernambuco, que defendia a emancipação "lenta, regular e legal" do país, de modo a não mais permitir *o cancro da escravidão*. A escravidão persistiu e o jornal reforçou o apelo em 1821: "A só presença da escravidaõ domestica dos naturaes d'Africa, esse cancro que nos devóra, abôna contra o Brazil a negativa da Constituição de Portugal...". Às vezes se fazia a comparação com a doença real, como nesta crítica aos políticos na *Gazeta do Brasil* em 1827: "Sabe a grande maioria da nação d'estas criminosas esperanças d'um partido sanguinario que a roi como cancro de seio – em que lh'o não curão; que a enlaça e affoga como serpente – sem haver mão segura que a liberte". Em 1833 os redatores do *Aurora Fluminense – Jornal Politico e Litterario* usaram a expressão *cancro político* para designar a corrupção dos magistrados daquela época.[1]

Motivados pelo que viam e ouviam nas ruas e nos consultórios, os médicos começaram a dar mais atenção a essa doença cujas causas inicialmente eram vagas. "As paixões tristes, a melancolia religiosa, os golpes, as contusões, o attrito muito repetido, o aperto dos espartilhos, a suspensão de alguma evacução habitual, são assignadas como causas de cancros", escreveu o médico Carlos Luiz de Saules em sua tese de doutoramento, apresentada em 1848 na Faculdade de Medicina do Rio do Janeiro. "Uma causa geral, porém", ele acrescentava, "admitida por quasi todos os autores não só como essencial, como até muitas vezes capaz de per si só produzir o desenvolvimento d'esta enfermidade, é a *diathese cancrosa*", referindo-se à diátese, a predisposição do organismo para uma doença.[2]

Um debate em 5 de setembro de 1851 na Academia Imperial de Medicina expôs a divergência entre os médicos sobre a cirurgia para câncer de útero. Um deles lembrou que a maior parte dos casos de câncer operados com sucesso talvez não fosse tumores malignos, que chamavam de cancro verdadeiro, mas tumores benignos, que dificilmente prejudicariam o organismo por ser de natureza distinta, embora ainda fosse difícil diferenciá-los. Outro médico defendeu a cirurgia para a maioria dos casos, sob o argumento de que o cancro geralmente era uma moléstia local "e só se torna moléstia geral pela demora que ha em fazer a ablação delle, dando-se então occasião a que haja absorpção da matéria cancrosa, e que a moléstia assim se torne geral pelo infeccionamento de toda a economia".[3]

Aos poucos os artigos de médicos em jornais e revistas especializadas se tornaram mais frequentes, os levantamentos epidemiológicos se intensificaram e o debate público se ampliou. Em um artigo de 1909 na primeira página do jornal *O Estado de S. Paulo*, o médico Olympio Portugal comparou a tuberculose, "mais ou menos silenciosa em seus ataques, solapando no intimo, lenta e recatada, sem grande aviso de dores", com o câncer: "Esse doe, amargando os curtos silencios do paciente com o lance inesperado de punhaladas vivas; corróe; ulcéra; deixa escorrer de si tão repulsiva sânie que exhala, como nenhuma, um fetido que humilha. E quando, baixo a baixo, anemiado e exhausto, côr de palha, o paciente não conta mais com a hormonia dos humores, arrebenta a sua chaga em sangue, rutilando sobre as miserias da carne morta e putrefacta a ironia vermelha da vida que se esvae".[4]

As cirurgias eram devastadoras – para evitar o reaparecimento do câncer, removia-se uma região ampla ao redor do tumor, de modo que as amputações e deformações eram constantes – e a sobrevida, baixa. A história da busca por formas menos agressivas de tratamento expõe homens de coragem, que decidiram agir por conta própria, como Álvaro Alvim, que implantou a radioterapia no Rio de Janeiro no final do século XIX, criando pesadelos para si próprio porque os efeitos da radioatividade sobre o corpo humano ainda eram desconhecidos.

Os avanços no tratamento resultaram também de uma mobilização coletiva de médicos, políticos e empresários, cujos resultados nem sempre eram os desejados. O 1º Congresso Brasileiro de Câncer, realizado em novembro de 1935 no Rio, chamou atenção sobre a gravidade do problema do câncer no país. Lá estavam o ministro da Educação e Saúde Pública, Gustavo Capanema, o empresário Guilherme Guinle, que apoiava a construção de hospitais, e médicos de vários estados, que defendiam medidas urgentes contra o câncer. Um dos objetivos dos organizadores do congresso era retomar o projeto do hospital e instituto do câncer da Fundação Oswaldo Cruz, cogitado desde 1922, mas estacionado em razão de sucessivos atrasos, falta de consenso, mudanças no projeto e disputas entre o arquiteto e a família Guinle, um dos financiadores da construção, que não tinha sido apoiada pelo governo federal; apesar dos esforços, o projeto não avançou.[5]

Um dos figurões do congresso de 1935 era o médico gaúcho Mário Kroeff. Ao voltar da Europa, em 1920, ele trouxera um aparelho de eletrocoagulação, na época a arma mais poderosa no tratamento do câncer. Era um bisturi ligado a uma fonte de energia elétrica de alta frequência que permitia incisões amplas, cauterizava os tecidos próximos ao tumor, evitava sangramentos desnecessários e permitia

3

a eliminação de tumores antes considerados inoperáveis. Com esse aparelho, Kroeff fizera a primeira eletrocirurgia de câncer no Brasil, em 1926, na Santa Casa do Rio de Janeiro, então capital do país. Seu livro, *Tratamento do câncer pela eletrocirurgia*, lançado em 1936, fez sucesso, embora vários médicos criticassem o uso excessivo dessa técnica e a radioterapia se destacasse como forma mais recomendável de tratamento contra câncer nos Estados Unidos e na Europa.

Nomeado em 1937 por Vargas, Kroeff dirigiu o Centro de Cancerologia, uma das instituições pioneiras no tratamento do câncer no país, três anos depois renomeado como Serviço Nacional do Câncer (SNC) e mais tarde como o atual Instituto Nacional do Câncer (Inca).[6] Outras instituições se formavam: o Instituto Radium funcionava desde 1922 em Belo Horizonte, por iniciativa de Eduardo Borges da Costa, diretor da Faculdade de Medicina de Minas Gerais, que havia se impressionado com o esforço de combate ao câncer que observou na Europa enquanto servia como médico voluntário na Primeira Guerra Mundial. O Instituto do Câncer funcionava desde 1929 na Santa Casa de Misericórdia de São Paulo, como resultado de uma iniciativa de Arnaldo Vieira de Carvalho, que morreu antes da inauguração. Em 1940 o interventor paulista Ademar de Barros autorizou a criação do Instituto do Câncer, que não avançou.[7]

Kroeff viajava muito, falava muito, estava sempre nos jornais e nas rádios: foi uma das primeiras vozes públicas e fortes na prevenção e controle do câncer na primeira metade do século XX. Seu argumento pode hoje parecer óbvio, mas não era na década de 1940, quando o câncer era visto como incurável: "A cura só se torna possível com o tratamento precoce, antes que a doença tenha tomado caráter de generalização, época em que passam a ser inúteis todos os recursos da medicina atual", ele escreveu em 1947.[8]

O cirurgião paulista Antonio Prudente de Moraes, que sucedeu Kroeff no SNC em 1954, era uma liderança médica em São Paulo. Em 1931, depois de trabalhar dois anos em um hospital especializado em câncer na Alemanha, voltou ao Brasil e se pôs a escrever sobre a urgência do combate ao câncer em revistas médicas e no jornal

4

O Estado de S. Paulo. No Congresso Internacional de Luta Científica e Social contra o Câncer, realizado em outubro de 1933, em Madri, ele apresentou um estudo sobre a eletrocirurgia, que ele divulgava em São Paulo, e procurou as novidades sobre a origem e o tratamento do câncer.[9] Um dos estudos que lhe chamaram a atenção tinha sido feito pelo bioquímico alemão Otto Warburg e tratava das alterações do organismo que facilitavam o desenvolvimento do câncer, como o aumento da queima de glicose para produção de energia (glicólise) e a diminuição da respiração celular, a alteração do pH (alcalose) do sangue e a diminuição das funções de defesa do organismo. O médico paulista Carlos Botelho Jr. e o argentino Angel Roffo, resgatados neste livro, também estavam no congresso de Madri.[10]

No livro *O câncer precisa ser combatido*, de 1935, Prudente oferece uma visão abrangente e dramática desse problema ainda pouco conhecido e reconhecido. "A mortalidade pelo câncer alarma a sociedade moderna!", ele enfatizou. "O numero de óbitos causado por elle cresce ininterruptamente! Tem-se a impressão de que é o maior flagello da humanidade actual, o destino obrigatorio da humanidade do futuro." O livro contém um pouco de tudo: conceitos básicos; atualidades, como os supostos micróbios do câncer, cuja existência ele via com desconfiança; as possíveis origens dos tumores malignos, associados a lesões, traumatismos, irritações ou exposição a raios X, alcatrão e outros derivados de petróleo. A possibilidade da hereditariedade do câncer era torturante: ainda não havia sido comprovada, mas indicava que poderia ser real. "O tumor em si não parece hereditário, pelo menos pelos dados colhidos até hoje, mas é impossível negar que o filho herda dos paes o terreno propicio ao desenvolvimento de uma neoplasia. Existe a herança à predisposição cancerosa", ele escreveu.[11]

Prudente apresentava as novas possibilidades de tratamento, como o composto que Botelho Jr. testava em Paris, considerava urgentes as estratégias mais amplas de combate ao câncer e exaltava os estudos experimentais de Roffo em Buenos Aires, que tinham apontado o tabaco e o álcool como causas do câncer e motivado campanhas de prevenção. Ele reconhecia as dificuldades de organização de médicos e outros profissionais da Saúde em São Paulo, criticava a descentralização do atendimento, realizado em unidades isoladas em vários hospitais, e propunha ações mais articuladas. "De facto, em S. Paulo, apesar de tudo que temos feito no sentido medico-social, em materia de cancer, não temos absolutamente nada! Os serviços existentes, esparsos pelas enfermarias da Santa Casa, são apenas pequenos serviços, onde se tratam os casos de cancer sem a necessária articulação", ele disse como um dos integrantes da sessão de abertura do 1º Congresso Brasileiro de Câncer, realizado no Rio de Janeiro em novembro de 1935. Momentos antes, aumentando a dramaticidade de sua declaração, tinha lembrado que São Paulo era "o chamado Estado *leader* do Brasil".[12]

Em sua gestão de menos de um ano como diretor do SNC, Prudente articulou a participação de outras instituições em uma campanha nacional contra o câncer. "De 10 em 10 minutos desaparece uma vida, destruída pelo cancer, no Brasil. A onda de publicidade e charlatanismo que anuncia diariamente a maravilha de novos remedios, procurando satisfazer um desejo ingenuo do povo, prejudica enormemente a realização de um trabalho honesto e sistemático de organização contra o terrível flagelo", ele afirmou em 1954, ao lançar a campanha. "É preciso reagir. É preciso que nos lancemos numa guerra total contra o cancer. Uma guerra, para a qual devem ser mobilizados todos os homens e todas as mulheres."[13] Prudente presidiu o 6º Congresso Internacional de Câncer, realizado em 1954 em São Paulo, e depois se concentrou no hospital para tratamento do câncer que ele e sua mulher haviam criado.

O Instituto Central do Câncer – Hospital Antônio Cândido de Camargo começou a funcionar em 1953 no bairro da Liberdade, em São Paulo. Era o primeiro hospital construído diretamente com dinheiro da população, sem ligação com o governo como os centros de atendimento criados no Rio, nem com organizações religiosas ou colônias de imigrantes, como era comum. O hospital era o resultado de uma intensa campanha popular de arrecadação de fundos liderada pela mulher de Prudente, a jornalista gaúcha Carmen de Revorêdo Annes Dias Prudente. Eram forças complementares: ela, falante e elétrica; ele, austero e calado. Muitas vezes, ele ficava irritado com as dificuldades de administrar o hospital; era quando ela pedia que deixassem o Tonão, como o chamava, quieto.[14]

No hospital do câncer trabalhava o cirurgião Fernando Gentil, cearense que nunca perdeu o sotaque e gostava de jogar tênis. Ávido por inovações que causassem menos danos aos pacientes, Gentil ajudou a mudar o enfoque tradicional de remoção de tumores. Para o câncer de mama, o padrão adotado era a cirurgia radical, com a retirada de todo o seio e dos músculos peitorais, com intensos danos físicos e emocionais para as mulheres. Depois de trabalhar seis anos no Memorial Sloan Kettering Cancer Center, de Nova York, Gentil testou uma nova abordagem, retirando o tumor e a glândula, mas preservando o mamilo, a aréola, a pele e o tecido celular subcutâneo. Próteses de silicone compensavam a massa perdida e facilitavam a reconstrução do seio. Em 1975 Gentil apresentou os resultados positivos das primeiras cirurgias em São Paulo para outros especialistas do Brasil, dos Estados Unidos e da Europa. Os adeptos da cirurgia radical consideraram absurda a inovação.[15] Vencidas as resistências, a cirurgia conservadora, com a remoção de um quarto do volume do seio, é atualmente a mais adotada no mundo. A partir da década de 1980, equipes de cirurgiões de São Paulo, principalmente do então chamado Hospital do Câncer A.C. Camargo, e do Rio de Janeiro, especialmente do Hospital do Inca, trouxeram dos Estados Unidos e implantaram ou aperfeiçoaram várias técnicas cirúrgicas.[16]

A despeito da incontestável relevância dos cirurgiões responsáveis por inovações e criadores ou renovadores de instituições de atendimento a pessoas com câncer – muitos deles bastante conhecidos e vários já reconhecidos por prêmios como o Octávio Frias de Oliveira e o da Fundação Conrado Wessel[17] –, neste livro privilegiei pessoas menos conhecidas que ousaram entender e combater o câncer. A maioria era de médicos; alguns conciliadores, outros rebeldes, todos movidos pelo desejo de ir além do comum, com uma impressionante capacidade de resistir à solidão e à dúvida. Sem saber quando as provas terminariam ou se chegariam aonde desejavam, eles identificaram novos fenômenos biológicos que poderiam explicar o surgimento e a evolução das células tumorais ou ofereceram novas formas de combatê-las. Tenho orgulho em apresentar o notável trabalho do patologista Juvenal Ricardo Meyer. Com base em seu conhecimento sobre tumores em animais experimentais e nas notícias e estudos sobre a penicilina, Meyer fez um antitumoral a partir da cultura de fungos, usado para tratar pessoas com câncer entre as décadas de 1940 e 1990, como detalhado na primeira parte deste livro.

Encontrei os primeiros relatos sobre o trabalho de Meyer na biblioteca da Faculdade de Medicina da Universidade de São Paulo (FM-USP) em 2012, quando procurava informações para meu livro anterior, *A molécula mágica*. Foi lá, também por acaso, que descobri os artigos de Alfredo Leal Pimenta Bueno publicados em 1927 e 1928 na revista *Brasil Médico*. Numa época em que a prioridade era encontrar novas formas de combater o câncer, principalmente por meio da cirurgia, Pimenta Bueno foi um dos raros médicos no Brasil a pensar com profundidade sobre a origem e evolução do câncer, sem hesitar em questionar os pressupostos estabelecidos por cientistas europeus. Ele reconhecia a acidez elevada das células tumorais, um fenômeno que se mostrou consistente, e enfatizava as alterações do citoplasma – o núcleo celular ainda era visto como algo desimportante, mesmo que Friedrich Miescher já tivesse descrito, em 1876, uma substância rica em fósforo e abundante no núcleo, a nucleína, depois renomeada como ácido nucleico e finalmente como DNA. Pimenta Bueno reconhecia que os cromossomos dos núcleos das células tumorais estavam desorganizados e apresentavam uma atividade mais intensa que nas células normais, mas a compreensão mais profunda dos mecanismos hereditários do câncer só seria possível após a descoberta da estrutura da molécula de DNA, cujas mutações favorecem o crescimento de tumores, em 1953.

A segunda parte deste livro oferece uma visão abrangente sobre o trabalho de médicos que, como Pimenta Bueno, procuraram as raízes do câncer no Brasil, em paralelo ao de Francis Rous em Nova York, Eugène Doyen em Paris e Roffo em Buenos Aires, que igualmente merecem ser conhecidos ou lembrados. A segunda parte descreve também a luta desesperada por novos tratamentos, principalmente medicamentos, e o limite do desejo e do poder das pessoas, da ciência e das instituições. Os relatos evidenciam a facilidade com que as substâncias experimentais eram testadas em pessoas com câncer até meados do século XX. A situação mudou rapidamente após a tragédia da talidomida, medicamento usado contra enjoos durante a gravidez, que passou rapidamente para uso clínico, interferindo na gestação e provocando o nascimento de milhares de crianças sem pés ou mãos no mundo inteiro nas décadas de 1950 e 1960. No Brasil, as regras de desenvolvimento de fármacos começaram a se impor com a criação do Conselho Nacional de Ética em Pesquisa (Conep), em 1996, que define as normas para testes em seres humanos, e da Agência Nacional de Vigilância Sanitária (Anvisa), em 1999, responsável pela liberação de novos medicamentos para uso público. De acordo com as regras atuais, novos medicamentos podem ser aprovados para produção e distribuição em ampla escala somente depois de testes pré-clínicos (em modelos animais) e clínicos (em pessoas) atestarem níveis aceitáveis de toxicidade e eficácia contra a doença para a qual devem ser usados.[18]

Nem sempre as regras são seguidas. Na década de 1960, em São Paulo, o bioquímico alemão Friedrich Lavitschka desenvolveu o TK3, uma combinação do aminoácido triptofano com a base nitrogenada timina, usada para tratar câncer. Lavitschka teria transferido os direitos de uso da formulação para o empresário suíço Paulo Huber, proprietário do laboratório Lavilabor Produtos Naturais, sediado no município paulista de Paranapanema. Em 1999, um ano após a morte de Lavitschka, Huber obteve o registro, renovado sucessivamente, do composto agora chamado Tivallec como suplemento vitamínico e mineral. Testes em modelos animais indicaram que a toxicidade da formulação era baixa, mas uma avaliação dos potenciais benefícios do TK3 (nove pessoas com vários tipos de câncer tomaram TK3 diariamente e outras 11, placebo) não registrou nenhuma "redução significativa da toxicidade da quimioterapia em pacientes que receberam TK3". A despeito das avaliações e de protestos de médicos sobre a falta de indicações de eficácia, o Tivallec tem sido fornecido a pessoas com câncer por meio de ordens judiciais.[19]

Uma situação similar: por mais de 15 anos, o químico Gilberto Orivaldo Chierice, professor da USP em São Carlos, produziu a fosfoetanolamina sintética em seu laboratório e a distribuiu aos interessados em usá-la contra o câncer, com base em estudos preliminares sobre seus efeitos antitumorais. Em 2014, quando ele se aposentou, os pacientes reivindicaram da USP a continuidade do fornecimento das cápsulas. A universidade se recusou, mas uma decisão judicial a obrigou a produzir e distribuir a substância, gerando protestos de instituições científicas e médicas. Em 2015, outra decisão judicial proibiu sua produção e distribuição, já que os testes sobre sua segurança e eficácia não tinham sido feitos. Em resposta à polêmica, o governo federal financiou uma avaliação formal da substância. Concluídos em 2017, os testes indicaram sua ineficácia contra o câncer.[20] A fosfoetanolamina sintética foi registrada como suplemento alimentar e começou a ser produzida nos Estados Unidos e, como o Tivallec, tem sido fornecida a pessoas com câncer por meio de ordens judiciais.

Este livro começou a nascer em 2007, como parte de um programa de estudos para jornalistas de que participei no Reuters Institute for the Study of Journalism da Universidade de Oxford, Inglaterra. Foi quando estudei intensamente, até mesmo conhecendo os lugares onde transcorreu, a fascinante história da penicilina, detalhada neste livro por duas razões: por expor as dificuldades de desenvolvimento de um fármaco, que só avançou à medida que as competências e os interesses se complementaram, e por ter favorecido a descoberta de antitumorais derivados de fungos, inclusive no Brasil.

Um dos momentos grandiosos da história da penicilina é o encontro entre Ernest Chain e sua colega Margaret Campbell-Renton, ex-assistente de pesquisa de George Dreyer, professor da Escola de Patologia Sir William Dunn, em Oxford. Chain e Margaret se conheceram em 1939, quando ele estava procurando o fungo que pudesse produzir penicilina. Conta-se que justamente naquele dia Margaret levava um frasco com o mofo de Fleming que ela cultivava desde 1929, a pedido de Dreyer, que morrera alguns anos antes. Dreyer acreditava que o fungo ainda poderia ser útil, a despeito dos experimentos com vírus que fizera sem sucesso. Chain pretendia estudar a penicilina, depois de ler o artigo de 1929 em que Fleming detalhava sua ação sobre bactérias, mas não fazia ideia de que houvesse alguma amostra de *Penicillium notatum* em Oxford e muito menos de que aquela amostra fora obtida do mofo do próprio Fleming.[21]

Se Chain não tivesse encontrado Margaret e se Howard Florey, o chefe da equipe, não tivesse apoiado o plano de Chain, não teria começado o desenvolvimento de um medicamento usado inicialmente para salvar a vida de soldados feridos na Segunda Guerra Mundial. André Gratia, um médico do Instituto Pasteur na Bélgica, também resgatado neste livro, não teve a mesma sorte que Chain. Em 1924 e 1925, Gratia e sua colega Sara Dath publicaram uma série de artigos descrevendo a ação antibacteriana de um bolor, produzido por uma variedade de *Penicillium glaucum*, mas depois ele adoeceu e, ao voltar ao laboratório, verificou que os fungos que haviam levado àqueles resultados tinham morrido, por não terem sido cultivados devidamente. Encontros, desencontros e transformações – de protagonistas, de espaços, de métodos e prioridades – marcam também o percurso do fármaco antitumoral P-Mapa, sobre o qual escrevi em Oxford, em meu doutorado e no livro *A molécula mágica*.[22] Retomo agora a história do P-Mapa por causa das semelhanças com as trajetórias da penicilina e da micelina e por constituir um respeitável exemplo de persistência e criatividade.

Devo muito da qualidade final deste livro às leituras e valiosas críticas de minha mulher, Regina Maschio Fioravanti, e de meu filho, César Maschio Fioravanti. Roger Chammas, Ricardo Mongold e Joyce Chacon Fernandes, do Icesp, apoiaram este trabalho desde o início. Sou grato também a Ademar Lopes, Ana Marisa Chudzinski Tavassi, Heloisa Jahn, Hugo Armelin, Humberto Torloni (*in memoriam*), Iseu da Silva Nunes, Otávio Modesto, Márcia Maria Rebouças, Nelson José Gonçalves da Cruz, Raul Cavalcante Maranhão e Rogério Meneghini pelas entrevistas que enriqueceram este livro.

Valter Rodrigues da Silva e as equipes do Museu Histórico da Faculdade de Medicina da USP, das bibliotecas das faculdades de Medicina, Saúde Pública e Medicina Veterinária e Zootecnia da USP, do Centro de Memória do Instituto Biológico e do Núcleo de História da Ciência do Instituto Butantan, da Liga Paranaense Contra o Câncer, do Centro de Memória da Faculdade de Medicina da Universidade Federal de Minas Gerais e do Departamento de Antibióticos da Universidade Federal de Pernambuco ajudaram a localizar ou enviaram documentos fundamentais para este livro. Minha filha, Lívia Maschio Fioravanti, encontrou em Paris documentos igualmente importantes.

Espero que os relatos deste livro motivem a reflexão e o debate sobre a capacidade criativa de cientistas brasileiros e a importância da articulação entre especialistas de centros de pesquisas biomédicas, órgãos de governo e empresas, de modo que as possibilidades de novos tratamentos que se mostrarem consistentes não sejam perdidas.

Carlos Henrique Fioravanti
São Paulo, outubro de 2018

Parte **1**

A penicilina e a micelina

A sífilis, enfim vencida

Hoje as mães se sentem relativamente tranquilas ao verem que a laringite ou a otite de um filho deve passar em alguns dias porque existem antibióticos, que já salvaram milhões de vidas. Mas os antibióticos são recentes: começaram a ser usados em meados da década de 1940. Antes, as infecções bacterianas causavam muita dor e podiam ser fatais, já que quase não havia remédios realmente efetivos. Ao ver um filho com febre e dor, as mães podiam contar apenas com chás, extratos de plantas ou banhos que talvez não funcionassem, mas compensavam o desamparo com a esperança de que a sorte talvez evitasse o pior. Quando não havia médicos nem remédios, uma alternativa era o benzimento, que parecia ao menos amenizar a angústia de quem vivia uma infecção.

Para as mulheres, a primeira preocupação era sobreviver ao parto. Até o final de 1800, a febre puerperal – ou febre pós-parto – matava em média uma em cada dez mulheres e muitas vezes também o bebê. Hoje se sabe que a causa da febre puerperal – uma infecção generalizada que começa no útero, muito sensível a infecções após o parto, e se espalha causando febre, delírio e dores intensas – é o contato com mãos, instrumentos ou roupas contaminadas. Por muito tempo, porém, os médicos davam aulas práticas de anatomia, dissecando cadáveres, e em seguida iam para as salas de parto *sem lavar as mãos ou as lavando sem muito cuidado* e assim ampliavam o risco de as mulheres se infectarem com as bactérias que eles transportavam. Não foi fácil chegar a essa conclusão, nem mudar os hábitos dos médicos.

O médico húngaro Ignaz Semmelweis saiu atrás das possíveis causas e soluções ao ver que muitas mulheres estavam morrendo em uma terrível epidemia de febre puerperal na maternidade do Hospital Geral de Viena, na Suíça. Primeiramente ele eliminou as causas que não se sustentavam por meio de evidências, como o contágio entre as camas ou pelo ar e a superlotação dos hospitais. A taxa de mortalidade por febre puerperal, ele observou, era alta (16%) em uma das enfermarias, onde trabalhavam os estudantes e médicos que também faziam necropsias, em comparação com outra enfermaria (7%), cujos médicos só faziam partos. Em meio à busca, ele ganhou um argumento indesejado: um colega médico se feriu com um bisturi ao fazer uma necropsia e morreu logo depois de modo semelhante às mulheres com febre puerperal. Começava a ganhar sentido um fato que ninguém conseguia explicar direito: raramente a febre puerperal aparecia após os partos feitos em casa, acompanhados por parteiras ou médicos que não faziam necropsias.

Semmelweis pensou que a causa das mortes poderia ser a mesma: o transporte, pelas mãos dos médicos ou pelo bisturi, de, como ele chamou, *material cadavérico* para as mulheres. Portanto, as mortes poderiam ser evitadas com a destruição do agente causador. Para testar a hipótese, em maio de 1847 ele determinou que os médicos lavassem as mãos com água, sabão e uma solução clorada antes de atenderem as mulheres. A taxa de mortalidade caiu para 3% nos meses seguintes e se manteve baixa por anos; na enfermaria em que trabalhavam médicos que também faziam necropsias, mas que começaram a lavar as mãos, a mortalidade caiu de 11,4% em 1846 para 1,27% em 1848. Apesar das evidências, o diretor do hospital rejeitou as conclusões e se recusou a mudar as práticas médicas. Semmelweis havia derrubado duas teorias – a da transmissão pelo ar e a do contágio – e demonstrado que a febre puerperal, que havia causado milhares de mortes, era causada pelos próprios médicos. Para os outros médicos, suas conclusões soaram como heresia. Marginalizado no hospital de Viena, Semmelweis voltou a Bucareste, foi internado com um severo desequilíbrio mental e morreu duas semanas depois, em 1865, aos 47 anos – ironicamente, de septicemia. Décadas mais tarde é que os médicos adotaram o hábito de lavar bem as mãos antes de exames e cirurgias.[23]

. . .

Até o início do século XX, homens, mulheres, jovens e crianças – ricos ou pobres, letrados ou analfabetos – que sobrevivessem às constantes guerras poderiam facilmente morrer de pneumonia, meningite, peste, cólera, tuberculose, sífilis, febre tifoide, tétano, antraz e outras doenças infecciosas. Sem causas claras, eram doenças misteriosas; os microrganismos que as provocavam começaram a ser identificados a partir de meados do século XIX: o químico francês Louis Pasteur identificou os agentes causadores da febre puerperal em 1879, três décadas após Semmelweis ter proposto aos médicos lavar bem as mãos antes das cirurgias; o médico alemão Robert Kock isolou a bactéria causadora da tuberculose em 1882 e a da cólera em 1883.

Um dos grandes pavores era a sífilis, transmitida por contato sexual. Sua primeira manifestação, o cancro duro, um tipo de verruga na região genital ou oral, é indolor e aparece em média depois de três semanas após a contaminação. Muitas vezes a lesão inicial desaparece, mas a doença volta em semanas na forma de erupções avermelhadas dolorosas, os cancros moles, nas costas, no peito, nos braços e nas pernas. Agravando-se, pode causar cegueira, paralisia e danos cerebrais. Uma das formas de tratamento adotadas antes dos medicamentos era colocar o homem ou mulher com sífilis em cabines fechadas, apenas com a cabeça para fora, enquanto eram liberados gases tóxicos de mercúrio que deveriam aplacar as manifestações mais externas da doença. Uma alternativa era a aplicação de uma solução com os protozoários causadores da malária, que provocava uma febre que matava as bactérias da sífilis.

O sofrimento era físico e emocional, em razão do significado social de muitas doenças infecciosas. A sífilis, tanto quanto outra doença venérea, a gonorreia, expressava a promiscuidade sexual. Para não revelarem comportamentos socialmente condenáveis, muitos escondiam a sífilis, mesmo com dor. Quem desconfiava que pudesse estar com lepra ou tuberculose se escondia por saber que as consequências, se outras pessoas soubessem, seriam trágicas. Uma vez confirmada, a lepra e a tuberculose implicavam a perda do emprego, do noivado ou do casamento, o afastamento do convívio social e o isolamento em hospitais especializados, de onde o doente só saía curado ou morto. Nem se falava em tuberculose, doença comum no Brasil e em muitos outros países até meados do século XX; falava-se que uma pessoa tinha "uma mancha nos pulmões". No início do século XX a tuberculose deixou de ser uma doença típica de poetas entediados e de prostitutas e se espalhava entre pessoas comuns, principalmente as mais pobres, embora se mantivesse como um sinal de decadência moral: era "uma doença dos pulmões e da alma". O poeta Manuel Bandeira tratou sua tuberculose em um sanatório na Suíça e lamentou, em um poema, "a vida inteira que podia ter sido e que não foi".[24]

As coisas começaram a mudar com as inovações conceituais e práticas do médico alemão Paul Ehrlich. Ehrlich criou conceitos básicos de imunologia usados até hoje, como o de anticorpo, e o primeiro medicamento contra sífilis, o salvarsan, usado a partir de 1910. O salvarsan, um líquido amarelado também chamado de composto 606 por ter sido a 606ª formulação testada, era muito melhor que os tratamentos anteriores e evitou muitas mortes, mas estava longe do ideal: as injeções eram dolorosas e de preparo difícil. Era difícil acertar a dosagem mais eficaz e a toxicidade era elevada, por ser um composto à base de arsênico. Ehrlich alertava outros médicos para usarem o medicamento com muito cuidado, enfatizando o perigo de usar água contaminada em sua preparação, e decepcionou-se ao saber de casos de surdez e de problemas nervosos causados pelo uso do salvarsan. Só conseguiu resolver parte desses problemas anos depois, com o neosalvarsan, também conhecido como composto 914.[25]

Ehrlich foi um garoto criativo, apaixonado por química. Ele aproveitou a variedade de novos corantes oferecidos pela crescente indústria química alemã e os testava em um quarto de sua casa que chamava de laboratório. Por fim, ele concluiu que a reação de adsorção de azul de metileno pelos tecidos nervosos poderia ser útil para tratar doenças, já revelando uma rara capacidade de converter resultados de pesquisa básica em aplicações práticas. Aos 18 anos, no final do curso secundário em Breslau, hoje Polônia, ele teve de fazer uma redação. O tema era "Vida – um sonho". Ehrlich escreveu que qualquer forma de vida era fundamentada na oxidação, da qual dependia a atividade cerebral; portanto, um sonho era uma forma de oxidação, que resultava na fosforescência do cérebro. Não era exatamente o que os professores esperavam, mas, mesmo assim, o aprovaram. Muitos anos depois, lembrando-se dessa época, Ehrlich comentou: "Eu realmente acredito que meus talentos se apoiam na química. Eu posso visualizar mentalmente as fórmulas químicas".

Ele continuou ligado ao problema da coloração de tecidos e células durante o curso de Medicina, que fez em três universidades, em Breslau, Strassburg e Leipzig – os estudantes podiam escolher os lugares e os professores. Aos 24 anos, em sua tese de final de curso, Ehrlich argumentou que a estrutura de uma molécula definia sua função, uma conclusão avançada para a época, e relatou a descoberta de células do sangue que chamou de mastócitos e o levaram à identificação de outras, como os neutrófilos e linfócitos, com base na afinidade que apresentavam por corantes ácidos ou básicos. Depois de formado, trabalhou no Charité, prestigiado hospital escola em Berlim, onde tanto a pesquisa básica como a aplicada eram incentivadas. Seu chefe, Friedrich Frerichs, que costumava dizer que "pássaros presos não cantam", notou seu talento de cientista e o deixava passar mais tempo no laboratório que os outros assistentes. Ehrlich tinha preferência por investigações básicas (sobre as possíveis causas, não apenas sobre a expressão, dos fenômenos biológicos), enfatizava a solidez e a confiabilidade do trabalho, repetindo várias vezes o experimento, sem pressa para publicar resultados. No Charité, ele criou técnicas de coloração de urina e sangue para acompanhar o tratamento de pessoas com febre tifoide e diferenciar leucócitos de acordo com sua coloração.

Ehrlich estava no auditório da Sociedade Berlinense de Fisiologia na noite de 24 de março de 1882, quando outro médico alemão, Robert Kock, anunciou a descoberta da bactéria causadora da tuberculose. Ehrlich notou que a técnica de coloração de Kock era imperfeita, foi para o laboratório e um dia depois já tinha conseguido aprimorar o método de identificação do bacilo. Kock agradeceu. Em 1887 Ehrlich contraiu tuberculose em seu laboratório – e a diagnosticou por meio de um método que ele próprio tinha elaborado –, passou dois anos no Egito se recuperando, voltou a Berlim, transformou alguns quartos de sua casa em laboratório e prosseguiu sua investigação sobre as relações entre estrutura química e atividade biológica aplicando corantes à base de anilina, que tinha estudado na faculdade, em camundongos. Depois de alguns testes com pessoas em um hospital, ele começou a tratar neuralgia e malária usando azul de metileno, um dos corantes com que trabalhava.

Kock – nessa época o médico mais famoso da Alemanha por ter desenvolvido um tratamento contra a tuberculose, a tuberculina, que Ehrlich ajudou a testar, permanecendo leal a Kock mesmo quando a tuberlina se mostrou um equívoco – chamou Ehrlich para integrar sua equipe no Instituto de Doenças Infecciosas. Outros dois bacteriologistas, Emil von Behring e Shibasaburo Kitasato, tinham desenvolvido o antissoro contra difteria; os testes em animais correram bem, a empresa farmacêutica Hoechst já o produzia, mas nem sempre funcionava direito quando aplicado em seres humanos. Ehrlich resolveu o problema padronizando a produção, mas von Behring não o incluiu no contrato para produção comercial do antissoro, logo reconhecido mundialmente como eficaz. Ehrlich não gostou de ser deixado para trás e saiu do grupo. O Ministro da Saúde o nomeou diretor de um instituto, provisoriamente instalado em uma padaria abandonada e um celeiro, e depois o fez diretor do Instituto Real de Terapia Experimental, em Frankfurt, inaugurado festivamente em 1901.

Amigável com todos que trabalhavam com ele, Ehrlich às vezes confundia as pessoas com quem conversava por causa de seu hábito de fazer piadas mantendo a expressão facial absolutamente séria. Martha Marquardt, sua secretária desde 1902, lembrou-se dele como um homem gentil e tolerante, mas capaz de reagir selvagemente quando atacado. Fumava cigarros pretos fortes, que oferecia com insistência aos visitantes – desde a faculdade até morrer fumava 25 cigarros por dia –, e relaxava lendo novelas de Sherlock Holmes.

No instituto de Frankfurt, Ehrlich amadureceu sua teoria das cadeias laterais, indicando que as células teriam receptores para as toxinas ou antígenos (microrganismos ou toxinas), que se encaixariam como chave e fechadura. Uma vez acionados pelo antígeno, os receptores são liberados na corrente sanguínea como antitoxinas – ou anticorpos, substâncias que tendem a neutralizar o efeito de toxinas ou microrganismos e hoje são reconhecidas como um mecanismo pelo qual o organismo se defende contra doenças. A teoria incluiu pela primeira vez o conceito de *bala mágica*, uma substância que atacaria apenas os parasitas causadores de doenças infecciosas, poupando as células sadias do organismo. Os médicos o ridicularizaram e Ehrlich teve de esperar muitos anos até seu trabalho ser reconhecido com o Prêmio Nobel de Fisiologia ou Medicina de 1908. Mesmo assim, sua teoria, considerada muito avançada, só se tornou a base da imunologia cerca de 60 anos depois.

Em Frankfurt, Ehrlich dizia que tinha de estar preparado para quando o micróbio causador da sífilis fosse encontrado. Em 1905, dois microscopistas do hospital Charité identificaram a bactéria *Treponema pallidum* como a causa da sífilis. Um ano depois, August Wassermann, da equipe de Kock no Charité, concluiu o desenvolvimento de uma reação química com o plasma sanguíneo que indicava se uma pessoa tinha ou não sífilis; o teste permitiu o diagnóstico prematuro da doença, prevenindo a transmissão, e foi logo adotado em vários países. Nessa época a Alemanha era o centro da ciência mundial.

Em 31 de agosto de 1909, após 605 tentativas, Ehrlich e sua equipe verificaram a eficácia da arsfenamina, chamada inicialmente composto 606, que estava esquecido desde 1907 em razão de resultados supostamente negativos. Seu assistente Sahachiro Hata, porém, retomou os testes e observou que o 606 curava com rapidez coelhos infectados com sífilis sem produzir efeitos colaterais indesejados. Os primeiros testes com pessoas apresentaram resultados impressionantes. Ehrlich apresentou os resultados em 1910 e a Hochst Química se pôs a produzir o composto que ganhou o nome comercial de salvarsan, distribuindo gratuitamente 65 mil doses para testes clínicos. Ele identificou um carcinoma mamário de camundongos fêmeas, que ganhou o nome de tumor ascítico de Ehrlich. Como pode ser transplantado entre animais da mesma espécie e manuseado com facilidade, tem sido bastante usado como modelo experimental para avaliação de efeitos de drogas antitumorais.

Ehrlich foi um dos figurões do 17º Congresso Médico Internacional, realizado de 6 a 12 de agosto de 1913 no Royal Albert Hall, uma construção circular em estilo vitoriano, com capacidade para oito mil pessoas, em Londres. Na sexta-feira 8 de agosto, foi sua vez de falar. Primeiramente ele elogiou a ciência da Inglaterra, uma das potências mundiais da época, atribuiu a quatro fatores o sucesso que ele havia obtido – paciência, habilidade, sorte e dinheiro – e em seguida mergulhou no tema de sua conferência, a quimioterapia, termo que havia inventado para designar o tratamento de doenças por meio de medicamentos sintéticos. "Alguns dos medicamentos mais modernos são incorretamente considerados como parasiticidas, mas na realidade não são", ele disse. "O salvarsan e os sais de mercúrio, por exemplo, não são planejados para agir diretamente sobre os parasitas, mas indiretamente, estimulando o organismo para a produção de antissubstâncias. Esta visão se apoia principalmente no fato de que se alguém misturar uma dessas substâncias, como o neosalvarsan, com certos agentes patogênicos, como as espiroquetas-4n [a bactéria da sífilis é uma espiroqueta], em tubos de ensaio, não perceberá qualquer redução na mobilidade dos microrganismos, mesmo depois de horas. (...) o efeito é indireto e devido a antissubstâncias que entram em ação no organismo." Ele sugeria o que na época não era óbvio – selecionar as substâncias mais efetivas e combinar as mais representativas dos vários tipos: "É claro que desta maneira um ataque simultâneo e variado é dirigido contra os parasitas, de acordo com a máxima militar: 'marchar separados, mas lutar combinados'".[26]

22

A Primeira Guerra Mundial começou um ano depois. O instituto de Ehrlich foi mobilizado para produzir medicamentos para os soldados e vários integrantes de sua equipe foram para a frente de combate. Como seu carro tinha sido requisitado pelos militares, ele retomou o antigo hábito de usar um táxi movido a cavalo. Martha Marquardt passava toda manhã na casa de Ehrlich, já com 60 anos e a saúde frágil, e o acompanhava até o instituto. Faziam uma parte do caminho de charrete, caminhavam e com frequência ele parava para aspirar o perfume de uma flor ou de um arbusto florindo, os olhos encantados. "Eu acompanhava todos os seus pensamentos e seus problemas", disse ela. Ehrlich estava deprimido com a Guerra e com a interrupção de suas relações com todos os seus amigos estrangeiros. A depressão se agravou, ele sofreu um primeiro enfarte, do qual se recuperou em alguns dias, e morreu depois de um segundo, durante a Guerra que ele dizia que poderia não terminar bem e deveria ter sido evitada.[27]

Lágrimas em Londres

Alexander Fleming foi "um aluno sofrível e pouco brilhante" durante o curso de Medicina, que terminou em 1908, mas tinha uma qualidade: era um esportista versátil.[28] Suas qualidades atléticas definiram seu futuro. Baixo, cabeça grande, nariz encurvado, olhos azuis, com forte sotaque de Ayrshire, região a sudeste da Escócia onde tinha nascido, ele participava de competições de polo aquático e tiro ao alvo. Para trabalhar, escolhera o Hospital de St. Mary, em Londres, não só porque tinha feito lá o curso de Medicina, mas também por causa da piscina que lhe agradou. Por sua vez, o Hospital, para não perder um elemento importante de sua equipe de tiro, contratou-o.

Lá estava um médico de muita personalidade, Almroth Wright, que inicialmente permitiu e depois impediu o avanço do trabalho de Fleming com o caldo de fungos *Penicillium* capaz de agir contra bactérias. Wright tinha 1,80 metro de altura, ombros largos, escrevia sobre filosofia e sabia de cor trechos da Bíblia, de Dante e de Goethe.[29] A fama de arrogante o acompanhava. Em 1896, quando estava no Exército, ele desenvolveu e testou – primeiro nele mesmo e depois em 15 soldados voluntários – uma vacina contra febre tifoide, que salvou a vida de milhares de soldados ingleses que foram para a Índia, então uma colônia inglesa, onde essa doença era comum. Avesso a estatísticas, ele enfrentou resistências à sua pressa em vacinar as tropas que iam para a guerra dos Boers, na África do Sul, outra colônia inglesa. Wright iniciou a pesquisa no St. Mary e transformou seu laboratório em uma fábrica de vacinas, que em 1915, estima-se, tinha ajudado a salvar a vida de 500 mil a 1 milhão de soldados que lutavam para manter a integridade do reino inglês.[30]

Fleming, seu colega Victor Douglas Allison e outros novatos do St. Mary se admiravam ao ver que alguns amigos de Wright –

políticos famosos como o ex-primeiro-ministro Lord Balfour e escritores como Bernard Shaw – às vezes apareciam para o chá da tarde. Wright era amigo de Paul Ehrlich, que em 1910 na Alemanha apresentou o salvarsan como um composto capaz de curar a sífilis. Com dificuldades para fazer os testes clínicos, Ehrlich enviou amostras de salvarsan para Wright, que encarregou Fleming de avaliar o uso de salvarsan nos pacientes com sífilis do Hospital. Naquela época era possível testar novos medicamentos em pessoas com base apenas em indicações de seus efeitos terapêuticos.

O St. Mary foi um dos primeiros hospitais da Inglaterra a usar salvarsan para tratar sífilis. Fleming, com Leonard Colebrook, outro pupilo de Wright, criou um método melhor que o dos alemães para administrar o novo medicamento, tornou-se um especialista em salvarsan e alugou um consultório para tratar seus pacientes particulares.[31] Pouco se conhecia sobre o modo de ação e os possíveis efeitos colaterais do salvarsan e do neosalvarsan no organismo. Os dois compostos, pensava-se, deviam matar bactérias do mesmo modo que antissépticos bastante tóxicos usados na época, mas apresentavam uma toxicidade baixa o bastante para serem aplicados por via endovenosa. Mesmo assim, por causa da toxicidade, os médicos esperavam uma semana antes de aplicar outra dose.[32]

Como médico, pesquisador e professor, Fleming era discreto, humilde e tímido, o oposto do extravagante Wright, descrito como um orador notável. Seu colega Allison relatou que Fleming não era de falar muito, mas era bom ouvinte, com respostas rápidas e inteligentes. Em conversas informais, gostava de dar visões opostas às expressas como forma de estimular a originalidade, a agilidade mental e o poder de argumentação dos colegas. Longe dali, era outra pessoa. Quase todos os dias Fleming passava no Clube das Artes de Chelsea, um bairro rico de Londres, para ver os amigos artistas, que tiveram sífilis e haviam se tratado com ele, pagando-o com pinturas. Ele tinha também pacientes ricos, que pagavam normalmente e lhe proporcionavam uma vida confortável. Nas horas de folga gostava de cultivar flores e legumes no jardim de sua casa. Ele entendia um pouco de arte e acompanhava os leilões da Sothebys. Allison o acompanhou uma vez e, estimulado por Fleming, comprou por três libras esterlinas duas gravuras de um artista desconhecido chamado Pablo Picasso – e 42 anos depois Allison voltou à casa de leilões e as vendeu com um bom lucro.

Fleming serviu como capitão no Royal Army Medical Corps na Primeira Guerra Mundial, esteve nas frentes de batalha da França e impressionou-se com a elevada mortalidade dos soldados nos hospitais de campanha, em consequência de gangrena e outras infecções, tratadas com antissépticos; o problema era que alguns antissépticos usados para limpar os ferimentos, como Wright havia alertado, reduziam as defesas do organismo contra as bactérias. Após a Guerra, Fleming voltou ao St. Mary e se pôs a pesquisar a evolução de infecções em ferimentos, por meio de experiências que avaliavam a capacidade das células brancas de matar bactérias e a ação de antissépticos sobre as células do sangue. Influenciado pelos alertas de Wright, que se opunha aos antissépticos, e pelo princípio de Ehrlich da necessidade de uma *bala mágica* para tratar infecções, ele pretendia encontrar um antisséptico que não eliminasse os leucócitos, as células do sangue que, como ele tinha visto, poderiam remover as bactérias do pus.[33] Acabou encontrando dois – a lisozima, antibiótico e antisséptico natural produzido pelo ser humano e outros animais, e a penicilina, produzida por fungos, que lhe deu uma visibilidade muito maior.

Fleming trabalhava com seu assistente Allison em um laboratório de frente para a rua, no segundo andar do St. Mary. Um dia ele comentou que Allison era muito organizado e deixava tudo limpo antes de sair, enquanto ele acumulava as placas em que cresciam microrganismos responsáveis pelas doenças dos pacientes internados no hospital até que sua bancada estivesse tomada por 40 ou 50 placas de cultura de bactérias. Ele então as limpava, observando cada uma delas para ver se tinha acontecido algo interessante ou incomum. Allison reconheceu mais tarde que Fleming não teria chegado à lisozima e à penicilina não fosse o hábito de acumular placas com bactérias.

"Uma noite, descartando suas culturas, Fleming examinou uma por algum tempo, mostrou para mim e disse 'Isto é interessante'", relatou Allison. "A placa continha uma cultura de muco, que ele tinha retirado do nariz dele, duas semanas antes, quando estava com uma forte coriza. A placa estava coberta com colônias douradas de bactéria, obviamente contaminantes inofensivos, vindos da poeira do laboratório ou da rua. O mais impressionante era que na região próxima ao glóbulo do muco não havia bactérias; ao redor havia uma área translúcida e sem vida em que as bactérias tinham crescido; mais adiante havia típicas colônias de bactérias, que formavam uma região opaca. Obviamente alguma coisa tinha se difundido do muco nasal evitando que os germens crescessem na região mais próxima."[34]

Fleming confirmou essa hipótese acrescentando uma suspensão amarela e opaca de bactérias a muco nasal fresco: em menos de dois minutos a suspensão estava translúcida como a água. Depois, testou o efeito de lágrimas, que em menos de um minuto dissolviam as bactérias. "Nas cinco ou seis semanas seguintes, nossas lágrimas foram a fonte de suprimento para esse fenômeno extraordinário", relatou Allison. "Muitos foram os limões que usamos, já que as cebolas não funcionavam, para produzir a torrente de lágrimas." Wright, que gostava de construir novas palavras usando radicais gregos, batizou a nova substância com o nome de lisozima, uma enzima capaz de dissolver, e de *Micrococcus lysodeikticus* o organismo suscetível, que tende a ser dissolvido. De um total de 104 espécies de micróbios isolados do ar, 74 eram suscetíveis à ação da lisozima; só os mais virulentos, que causavam diarreias, cólera e febre tifoide, eram completamente resistentes à enzima. A lisozima representava um mecanismo inteiramente novo de defesa do reino animal contra bactérias. Sua principal função era proteger contra microrganismos que, sem essa proteção, poderiam causar doenças.[35]

Fleming apresentou sua descoberta em encontros com outros médicos em Londres, mas a recepção foi fria; ninguém perguntou nada, indicando que não tinham achado seu trabalho relevante. Só no intervalo da terceira apresentação, em 1922, na Royal Society é que um cavalheiro idoso "com uma barba de Van Dyck" fez algumas perguntas a Allison, que não sabia que estava falando com o professor Ernest Henry Starling, que Fleming considerava "a maior autoridade viva em enzimas". Fleming e Allison agora passavam os finais de semana juntos, com as respectivas mulheres, que se tornaram amigas. Em uma das vezes que saíram para pescar, fisgaram um peixe cheio de ovos. Levaram os ovos para o laboratório e os testaram para ver se continham lisozima: sim, continham.

Completada a coleção de lágrimas humanas, Fleming enviou Allison para Surrey, a 40 km de Londres, para colher lágrimas dos olhos de cavalos, bois, gansos, coelhos e porquinhos-da-índia. Encontraram lisozima, em diferentes proporções, em todas as amostras, exceto em porquinhos, que Allison não conseguiu coletar, e em tecidos de tigres, macacos, aves, peixes e outros animais mortos do zoológico de Londres. Fleming gostou de ver que a publicação de artigos científicos sobre a lisozima se ampliava no mundo inteiro e anos depois disse a Allison que a descoberta da lisozima lhe deu mais satisfação que a da penicilina. A pesquisa da penicilina seguiu um caminho tortuoso, incluindo certa oposição de Wright, embora em pouco tempo tenha lhe trazido a fama mundial.

Por não ser um exemplo de organização e limpeza, em 3 ou 4 de setembro de 1928, ao voltar de duas semanas de férias, Fleming observou um fenômeno intrigante em uma placa de Petri em que tinha deixado crescer uma cultura de uma bactéria comum, *Staphylococcus aureus*, retirada de uma ferida infectada. Algumas culturas tinham sido contaminadas com um fungo. Não havia bactérias sobre uma colônia de um bolor comum, o *Penicillium notatum* (atualmente, *Penicillium chrysogenum*), e na região vizinha o caldo verde do fungo tinha deixado translúcidas as colônias de bactérias originalmente douradas.[36]

Fleming tinha 46 anos quando, sem procurar, viu a ação dos fungos sobre bactérias. Ele teve muita sorte. Ronald Hare, professor de bacteriologia da Universidade de Londres, concluiu que esse efeito só poderia ser alcançado se a placa tivesse sido contaminada antes ou ao mesmo tempo em que estava sendo semeada com os *Staphylococcus* e a temperatura mantida abaixo de 20 ºC nos cinco dias seguintes, com uma elevação de temperatura depois, para favorecer o crescimento dos fungos. Além disso, o *Penicillium notatum* que contaminou a placa é um dos três melhores produtores de penicilina, entre as centenas de outras espécies de *Penicillium*. Como o extrato do fungo era impuro, a penicilina equivalia a um milionésimo de todo o líquido.

Fleming voltou para a Escócia, terminou as férias e não pensou mais nisso até o fim de setembro. Só em novembro de 1928 é que retomou os testes sobre a possível nova substância do extrato do fungo, que chamou de penicilina por ser produzida pelo *Penicillium notatum*. Em dezembro, Fleming e Stuart Craddock, médico recém--contratado que começou a trabalhar com ele, concluíram que a nova substância poderia ser de algum valor, já que não prejudicava as células do sangue de animais e de pessoas em que a testaram. O efeito variava com a espécie de fungo e de bactéria, algumas eram suscetíveis e outras não, indicando que a penicilina poderia ter dois propósitos: tratar infecções e, adicionada ao meio de cultura de bactérias, facilitar o crescimento de bactérias cujo isolamento era difícil como a *Haemophilus influenzae*, que causa otites, laringites, meningites e septicemias, sobre a qual a penicilina não tinha nenhum efeito.

Fleming explorou mais essa segunda propriedade do que suas potencialidades terapêuticas, que só seriam demonstradas 12 anos depois em Oxford. Não era um bom momento para testar compostos novos em pacientes do St. Mary: o departamento de Wright atravessava uma fase difícil. Medicamentos similares, recomendados por empresas, não apresentaram os resultados esperados quando usados em seres humanos. Wright e Fleming estavam tentando resolver essas situações e se livrar das acusações de fraude.[37]

Em janeiro de 1929 Craddock e outro assistente, Frederick Ridley, começaram a trabalhar para produzir mais e para purificar a penicilina. O problema é que todos ali conheciam pouco de

Química, não avançaram na purificação e em maio resolveram parar. Dois anos depois, Lewis Holt, químico contratado para reforçar o grupo de Wright, também não conseguiu ir além e teve de desistir. Os resultados dos testes deixavam dúvidas sobre o valor da penicilina para tratar infecções profundas. Fleming verificou que muito de sua atividade se perdia na corrente sanguínea, mas se convenceu de que a nova substância poderia ser útil em infecções superficiais, como um antisséptico ou antibiótico de uso local. O primeiro paciente em que ele avaliou essa possibilidade foi Craddock, cuja cavidade nasal estava infectada. Fleming colheu uma amostra de pus, cultivou em laboratório e reconheceu as colônias de estafilococos e influenza, sensíveis à penicilina. Em seguida, no dia 9 de janeiro, injetou caldo de penicilina no nariz de seu assistente. Saiu muito fluido do nariz. Em outra cultura, três horas depois, cresceram poucos estafilococos e influenza. O próprio Craddock irrigou seu nariz várias vezes nos dias seguintes, mas o tratamento não deu certo, provavelmente porque a origem da infecção era a *H. influenzae*.

Craddock e o médico Claude Doman usaram vários litros de caldo de penicilina no tratamento oral de um paciente do St. Mary cujo tubo digestivo estava tomado por bactérias de outro tipo, os enterococos, às quais se atribuía sua artrite reumatoide. Não funcionou. Os primeiros testes falharam por uma série de razões, incluindo a falta de uma solução de penicilina concentrada e estável e uma inadequada cooperação entre os médicos. Keith Rogers, um estudante de Medicina, teve mais sorte em 1932. Ele estava com conjuntivite pneumocócica, que o impedia de jogar futebol pelo time do Hospital. Fleming tratou seus olhos com extrato de penicilina, rapidamente a infecção se foi e Rogers pôde jogar. Fleming via a penicilina apenas como um líquido para limpar ferimentos. Mesmo após ter sido o primeiro médico da Inglaterra a usar em seus pacientes uma nova droga antissífilis, o salvarsan, ele não imaginou que uma injeção ou ingestão de um medicamento pudesse curar uma infecção bacteriana dentro do corpo.

No Medical Research Club, em 1929, Fleming falou sobre o potencial valor da penicilina para tratar infecções superficiais em seres humanos, mas não despertou interesse nem debates. "O pior ainda estava por vir", comentou Allison, que via o profundo desapontamento de seu colega. Fleming expôs seu trabalho no Congresso Internacional de Microbiologia, que reuniu os bacteriologistas mais famosos do mundo, e a discussão foi mínima. Mesmo assim, ele não mudou sua opinião de que o extrato de *Penicillium* poderia ajudar a prevenir e tratar infecções, ainda que apenas as mais superficiais, e seguiu adiante.

Em um artigo de 10 páginas publicado em junho de 1929 na *British Journal of Experimental Pathology*, ele apresentou suas descobertas, contou que havia testado outros fungos, concluindo que a produção de uma substância com efeitos sobre bactérias não era comum a todos os fungos ou a todos os tipos de *Penicillium*, reconheceu a instabilidade da penicilina, mostrando que ela perdia praticamente toda atividade após 14 dias à temperatura ambiente, e detalhou sua ação variável sobre diferentes grupos de bactérias: eliminava as colônias de várias espécies de *Staphylococcus*, mas praticamente não tinha ação sobre outras. Uma das conclusões de seu artigo é que o novo composto devia ser um eficiente antisséptico para aplicação ou injeção em áreas infectadas com microrganismos sensíveis à penicilina. Antes, Wright tinha ordenado que ele tirasse essa afirmação, sob o argumento de que as defesas naturais do organismo, incluindo a lisozima, eram suficientes contra as infecções e, além disso, não havia evidências fortes o bastante para sustentar a afirmação; Fleming se recusou e manteve sua afirmação.[38] Outra conclusão do artigo é que o melhor meio encontrado para a produção da substância antibacteriana era o caldo comum de nutrientes.[39] Ou seja: ele aproveitou uma substância produzida naturalmente por um fungo em um meio de cultura comum, uma abordagem que predominou durante décadas e motivou outros pesquisadores a identificarem antibióticos produzidos por outros fungos.

Fleming pouco pôde fazer após a publicação do artigo a que outros médicos e pesquisadores quase não deram atenção. Para avançar, isolando a substância ativa do extrato do fungo e deixando-a estável por mais tempo, ele precisava de um bioquímico, mas Wright não gostava de bioquímicos e dificilmente permitiria a contratação de um para ajudar nessa pesquisa. A penicilina permaneceu quase totalmente esquecida por dez anos. *Quase* porque Fleming ainda publicou alguns artigos sobre seus efeitos em revistas científicas de circulação muito limitada.[40] Ele não ficava apenas no laboratório: tinha de acompanhar a produção de vacinas do departamento de inoculação do St. Mary, sob sua responsabilidade após a aposentadoria de Wright, e as obras de ampliação do hospital, iniciadas em 1930.

Fleming escreveu como coautor um livro sobre as vacinas usadas naquela época para prevenir ou tratar doenças. Considerado sua grande contribuição para a ciência médica, o livro saiu em 1935, pouco antes de um artigo do médico alemão Gerhard Domagk apresentando o prontosil, o primeiro das sulfonamidas, que logo se mostraram eficazes contra infecções causadas por estafilococos em seres humanos. Fleming torceu o nariz para a novidade. Como o departamento de inoculação se mantinha produzindo vacinas contra bactérias como os estafilococos e todos ali poderiam perder o emprego se o prontosil fosse levado a sério, ele sugeriu que as sulfas não matavam as bactérias, mas apenas as tornavam uma presa mais fácil para os leucócitos – portanto, uma vacina poderia servir de reforço na luta contra as bactérias.[41]

. . .

Domagk era ainda estudante de Medicina quando se alistou e serviu como soldado voluntário na Primeira Guerra Mundial. Viu muitos homens morrerem em combate, ele próprio foi ferido em 1914 e saiu da linha de frente, mas atuou até o fim da Guerra como médico, vendo que os soldados que não morriam nas trincheiras podiam morrer depois em consequência das infecções que se seguiam às frequentes amputações e aos ferimentos. Após a Guerra, ele terminou os estudos, pesquisou as infecções causadas por bactérias, foi professor universitário e trabalhou nos laboratórios da Bayer. Como diretor do Instituto de Patologia e Bacteriologia da Bayer, Domagk seguiu a trilha de Ehrlich e prosseguiu na busca de corantes capazes de eliminar bactérias causadoras de infecções, a maioria delas de tratamento ainda bastante difícil. Por fim, ele verificou que um corante vermelho, uma sulfonamida, detinha o crescimento de bactérias do gênero *Streptococcus*. Ele tratou a própria filha com a nova substância, evitando que ela tivesse de amputar o braço por causa de uma infecção que se agravava.

Os testes em seres humanos indicaram a eficácia da nova substância para eliminar vários tipos de infecções, sem muitos efeitos colaterais indesejados: era a concretização da *bala mágica* que Ehrlich imaginara e ele próprio não obteve, já que o salvarsan ainda era bastante tóxico. A notícia chegou a Wright, que foi à Alemanha ver de perto o que estava acontecendo, mas não se entusiasmou. "Sem a flexibilidade necessária para compreender modelos de investigação que não fossem os seus, [Wright] nem sequer se deu conta de que bem perto de si, no laboratório que ele próprio dirigia, Fleming tinha já descoberto a penicilina", relatou o médico e historiador da ciência Antonio José Barros Veloso.[42]

A nova substância, comercializada a partir de 1935 com o nome de prontosil, reduziu bastante a mortalidade causada por meningite e pneumonia. Por seu trabalho, Domagk foi reconhecido com o Prêmio Nobel de Medicina em 1939, mas só foi receber o certificado de premiação em 1947 porque o governo de Hitler, já se preparando para a guerra, não permitia que os cientistas alemães premiados com o Nobel saíssem do país. O prontosil originou uma classe de antibióticos sintéticos, as sulfas ou sulfonamidas, bastante úteis para tratar soldados feridos em combate, e permitiu o desenvolvimento de compostos como a isoniazida, que ajudou a conter a epidemia de tuberculose que se espalhou na Europa após a Segunda Guerra. Serviu também para tratar outras doenças de origem bacteriana como gonorreia e infecções de pele causadas por *Streptococcus* e para reduzir a mortalidade infantil – as mães puderam finalmente respirar aliviadas ao verem que uma febre alta não era mais o início de um sofrimento que levaria à morte. Há quem considere o salvarsan e o prontosil os primeiros antibióticos sintéticos, mas também se pode chamar de antibióticos apenas as substâncias produzidas por organismos vivos como fungos com efeitos sobre microrganismos ou tumores como a que Juvenal Meyer testava em São Paulo e a que Odilon da Silva Nunes planejava nessa época, enquanto estudava Medicina em Curitiba.

Depois de reinar por seis anos, as sulfas foram em parte substituídas pelas penicilinas, uma classe de antibióticos produzidos inicialmente por fungos cuja descoberta se deve ao olhar atento de um médico que gostava de nadar. Mas nenhum homem, por mais talentoso que seja, consegue fazer tudo sozinho; principalmente em uma empreitada complexa como o desenvolvimento de um novo medicamento, o trabalho em equipe é essencial. A penicilina não teria avançado sem a equipe de Oxford, chefiada pelo patologista australiano Howard Walter Florey. Diferentemente de Fleming, Florey tinha uma equipe – que incluía e valorizava as mulheres, que Wright desconsiderava – e laboratórios apropriados para fazer o que o pequeno grupo de Londres não conseguiu.

A animada turma de Oxford

Resgatando André Gratia

Howard Florey, que teve um papel fundamental no desenvolvimento da penicilina, deve ter visto o artigo de Fleming publicado em 1929. Florey era um dos editores da *British Journal of Experimental Pathology*, mas, como todo mundo, não fez nada: ainda não tinha imaginado a penicilina como descrita no estudo de Fleming.[43] Não foi só ele. No início de 1930, o bacteriologista Cecil George Paine, da Enfermaria Real em Sheffield, Inglaterra, leu o artigo, obteve de Fleming uma amostra de *Penicillium notatum*, fez a cultura e aplicou o mofo aos olhos infectados de quatro bebês e de um adulto, evitando que perdessem a visão. Entusiasmado, Paine informou os resultados a Florey, então professor de Patologia da Universidade de Sheffield. Florey gostou, mas não pôde avançar de imediato, em razão das limitações de autonomia e recursos financeiros. Naquele momento, como Fleming, Florey foi incapaz de conceber que um medicamento pudesse curar uma infecção bacteriana sistêmica.[44] Florey só pôde retomar essa linha de trabalho a partir de 1935, quando foi contratado como professor de Patologia na Escola de Patologia Sir William Dunn na Universidade de Oxford e conseguiu mais autonomia para tocar seus próprios projetos de pesquisa.

Alto, magro, com um ágil senso de humor, Florey ganhou a fama de indiferente, sem paciência nem habilidade para as conversas simples do dia a dia ou para a vida social. No entanto, Wolfgang Joklik, microbiologista que fez seu doutorado em Oxford, disse que foi convidado insistentemente para um jantar na casa de Florey e, como convidado único, passou uma noite agradável com ele e sua mulher. Joklik, que depois se fixou em uma universidade dos Estados Unidos, observou que Florey tinha a típica franqueza e objetividade dos australianos, mas quem não se intimidava com seu jeitão conseguia interagir com ele sem maiores problemas. Era muito dedicado ao trabalho e um líder notável.[45]

Florey convidou o químico judeu alemão Ernst Chain para ingressar em seu grupo de Oxford, introduzindo a Bioquímica nos estudos sobre Patologia. Descrito como um exímio pianista de temperamento volátil, Chain tinha se refugiado na Inglaterra em 1933, logo após os nazistas tomarem o poder na Alemanha, deixando para trás sua mãe e sua irmã, que pereceram no Holocausto. Chegou sem dinheiro e sem emprego, mas tinha experiência – trabalhara com enzimas em Berlim – e estava na Universidade de Cambridge quando Florey o chamou.

Um dos primeiros projetos de Chain em Oxford foi a cristalização e o modo de ação da lisozima, o antibacteriano que Fleming identificara em 1921. Impressionado com a descrição da lisozima, Chain fez um levantamento de outros agentes antibacterianos. Encontrou cerca de 200 referências bibliográficas sobre a ação de fungos e leveduras sobre bactérias; o artigo de Fleming publicado em 1929 destacou-se como um das melhores relatos desse fenômeno. "Tropecei, mais ou menos acidentalmente, no fenômeno bem conhecido do antagonismo microbiano, descrito primeiramente de modo bastante lúcido por Pasteur e [Jules François] Joubert", Chain relatou em 1971.[46] Para ele, não era de todo surpreendente que Pasteur, o primeiro cientista a cultivar bactéria em cultura, tenha sido um dos primeiros a descobrir o antagonismo bacteriano, porque é praticamente impossível cultivar bactérias sem encontrar contaminantes capazes de matar bactérias. Pasteur e Joubert observaram em 1877 que a contaminação pelo mofo *Penicillium notatum*, a mesma espécie de fungo que caiu na placa de Fleming, inibia o crescimento de bactérias antraz. Pouco antes, em 1874, o inglês William Roberts tinha relatado que as culturas de *Penicillium glaucum* não apresentavam contaminação por bactérias. Outros tinham observado o mesmo fenômeno antes de Fleming, mas nenhum deles deu importância ao que viram, não quiseram ou não puderam seguir adiante – ou não conseguiram motivar outros pesquisadores a completar o que haviam feito.

. . .

Mesmo quem quis continuar não conseguiu. Em 1924, André Gratia e Sara Dath, depois de selecionarem fungos com ação sobre bactérias no Instituto Pasteur na Bélgica, publicaram o primeiro artigo sobre um bolor que havia inibido o crescimento de *Staphylococcus aureus*. No ano seguinte, encontraram outra substância capaz de matar os bacilos antraz, desta vez produzida por uma variedade de *Penicillium glaucum*, que Gratia usou para tratar furúnculos, infecções de pele causadas por *Staphylococcus*.[47] Muitos historiadores da ciência consideram Gratia o pai dos antibióticos, por ter sido o primeiro a examinar esse fenômeno. Infelizmente, outros pesquisadores não deram muita atenção aos artigos de Gratia e Sara. Além disso, uma doença impediu Gratia de seguir com sua pesquisa. Quando voltou ao laboratório, em 1929, os *Penicillium* que haviam levado àqueles resultados tinham morrido, por não terem sido cuidados devidamente.

Gratia fez o discurso de abertura de entrega do título de Doutor *honoris causa* conferido a Fleming pela Universidade de Liège em 1945. No ano seguinte, Fleming foi entrevistado por uma rádio belga. Seu comentário indica que ele não tinha se esquecido da história: "Não posso deixar de mencionar outro bacteriologista belga, meu bom amigo André Gratia", disse Fleming. "Eu o menciono pela especial razão de que, a não ser pela circunstância, ele poderia muito bem ter sido o descobridor da penicilina. Em 1926 ele notou que um bolor aparentemente destruía e dissolvia certas bactérias. O bolor que ele tinha visto devia ser o *Penicillium notatum* e a substância ativa deve ter sido a penicilina, mas, como a cultura não foi preservada, nunca saberemos."

Os autores de uma nota na *Lancet* sobre o trabalho pioneiro de Gratia observaram que Jules Bordet, mentor de Gratia e ganhador do Nobel de Fisiologia ou Medicina de 1919, teria dito a ele: "Meu garoto, o problema é que você não batizou sua criança!".[48] Essa não foi a única razão de Gratia ser tão pouco conhecido. Ele estava na Bélgica e seus artigos saíram em francês em uma revista de circulação restrita, mas não teria sido diferente se tivesse sido publicado em inglês por uma revista mais lida. Os pesquisadores valorizam muito os artigos científicos e acreditam que apenas a publicação do artigo fará a pesquisa andar. Fará andar, sim, se chegar às pessoas certas, que estiverem esperando aqueles resultados, saibam o que fazer com eles e queiram complementar o que já foi feito. Em 1928, o botânico, zoólogo e toxicologista costa-ricense Clodomiro Picado Twight registrou em seu caderno de anotações o efeito antibiótico do *Penicillium*, atestado por meio de experimentos realizados no Instituto Pasteur de Paris. Quatro anos mais tarde ele publicou os resultados de sua pesquisa, que demonstravam a ação desse fungo sobre as bactérias dos gêneros *Staphylococcus* e *Streptococcus*, mas não há registros de que outros cientistas tenham se interessado em explorar seus achados nessa área.[49]

O trabalho que Fleming iniciou em Londres em 1928 não teria avançado se Chain não o tivesse encontrado na forma de um artigo mais detalhado que o de Gratia e, mais ainda, se Chain não quisesse continuá-lo – e se não tivesse encontrado o fungo adequado, que Gratia perdera. Mesmo Chain, sozinho, não poderia fazer tudo. Em 1938 ele tinha terminado sua pesquisa com a lisozima, mostrado que se tratava de uma enzima e determinado sua estrutura molecular. Estava pronto para entrar em outros estudos. Pensou em estudar a penicilina, que ele pensava ser uma enzima, como a lisozima, mas com a capacidade, que lhe pareceu interessante, de agir sobre bactérias sobre as quais a lisozima não tinha efeito. Foi Florey quem sugeriu a Chain que pesquisasse a lisozima, que levou à penicilina, mas foi Chain quem abriu os olhos de Florey para a penicilina. Inicialmente, porém, Chain não conseguiu convencer Florey, que não dava muita importância ao estudo de Fleming publicado em 1929. Provavelmente foram os resultados com o prontosil e as sulfonamidas, indicando que era possível tratar infecções com substâncias antibacterianas, que o fizeram mudar de ideia. Florey decidiu pesquisar a penicilina no final de 1938, mas o trabalho só decolou em 1939.[50] Os dois estavam atraídos pelo mesmo objeto de estudo, mas com motivações diferentes: Chain estava intrigado com a suposta instabilidade da penicilina e Florey parecia mais interessado no fato de a penicilina ser a única substância considerada ativa contra estafilococos, uma fonte de sérias infecções purulentas em homens.

Aos poucos, as coisas foram se encadeando. Quando estava procurando o fungo que pudesse produzir penicilina, Chain conheceu Margaret Campbell-Renton, ex-assistente de pesquisa de George Dreyer, professor da Escola de Patologia Sir William Dunn (Margaret e Dreyer estudavam os efeitos dos raios ultravioleta sobre bactérias). A pedido de Dreyer, desde 1929 ela cultivava o fungo que ele havia conseguido diretamente de Fleming para fazer um experimento que não deu certo. Dez anos depois, ao saber do plano de Chain, Margaret passou-lhe o frasco com o precioso *Penicillium*.[51] Como dizia Pasteur, a sorte favorece as mentes preparadas.

Para extrair, purificar e produzir penicilina, um composto instável, que perdia seu efeito com rapidez, Florey escolheu Norman Heatley, bioquímico extremamente engenhoso, como seu assistente pessoal.[52] Heatley adaptou urinóis para crescer o fungo, descobriu como extrair o princípio ativo do caldo em que o fungo era cultivado e desenvolveu novos métodos para produzir penicilina em quantidade suficiente para iniciar os testes em animais, enquanto Florey e Chain exploravam as propriedades biológicas da penicilina testando-a diretamente em animais de laboratório, como antes tinham feito Ehrlich e Domagk com seus compostos. A descoberta de 11 anos antes começava a se transformar em um medicamento.

Com alguns cuidados, a penicilina purificada mostrou-se estável e 20 vezes mais potente que a mais potente sulfa, até então o único composto, de origem química, usado contra microrganismos. Chain verificou que mesmo uma dose gigantesca do composto administrada em camundongos não produzia efeitos colaterais. Ele sabia o suficiente da penicilina para intuir que estava a ponto de fazer uma das maiores descobertas da história da Medicina. Contou a Florey sobre os resultados dos testes com os animais – os usados como controle morreram, enquanto os que haviam recebido altas doses de *Streptococcus* continuam vivos. Florey ficou assombrado, parecia bom demais para ser verdade, e repetiu pessoalmente o experimento para ter certeza de que não havia erro. Chain e Florey verificaram que a penicilina se infiltrava nos fluídos de todo o corpo e concluíram que haviam produzido "a substância mais poderosa até então conhecida, que talvez pudesse ser injetada com segurança em seres humanos", mas ainda tinham de demonstrar essa possibilidade. "A animação em Oxford foi intensa – tão intensa, de fato, que Florey fez uma coisa nunca vista na Grã-Bretanha: começou a pesquisa num sábado", observaram os médicos Meyer Friedman e Gerald Friedland. "Para o padrão britânico, a equipe de Oxford não estava simplesmente animada; estava quase desvairada."[53]

A equipe de Oxford descreveu a produção, a purificação e os efeitos terapêuticos da penicilina em infecções bacterianas em camundongos em um artigo publicado na edição de 24 de agosto de 1940 da revista médica *Lancet*. Além dos resultados em si, que completavam o trabalho apresentado em um artigo científico 11 anos antes, há dois detalhes interessantes. O primeiro é o título afirmativo e propositivo, *Penicillin as a chemotherapeutic agent*, algo incomum em publicações científicas, marcadas pelo comedimento diante das conclusões. O outro é a autoria do artigo: revelando o senso de equipe de Florey, era assinado por todo o grupo, incluindo as mulheres, em ordem alfabética de sobrenome.[54]

Impressionado, Fleming foi a Oxford logo depois, em 2 de setembro, para ver Florey, Heatley e Chain. Voltou a Londres na mesma noite, com um pouco de penicilina produzida em Oxford, que usou em um experimento em células. Fleming publicou os resultados em um artigo do qual novamente era o único autor, indicando que o composto se comportava do modo esperado para um medicamento. Allison, seu antigo assistente, notou que Fleming não fizera nenhuma referência a um estudo do próprio Allison, publicado em 1929, que sugeria que o contato com o sangue inativava a penicilina ainda impura.

Florey queria começar os testes em pessoas logo depois de ver os efeitos da penicilina em animais, mas a produção ainda era pequena. Procurou as empresas farmacêuticas britânicas, que alegaram que não poderiam ajudar porque a prioridade era sobreviver à Guerra. Ele não tinha nenhum apoio do governo britânico além dos recursos habituais para financiar as pesquisas de seu laboratório, mas não desistiu. Criou o Departamento de Produção na Escola de Patologia e contratou um grupo de assistentes, que ganhou o nome de *garotas da penicilina*, que preferiam trabalhar lá, mesmo ganhando pouco. A criatividade de Heatley foi mais uma vez importantíssima para improvisar equipamentos e instalações que ampliassem a produção e permitissem os primeiros testes em seres humanos.[55]

O primeiro teste não deu certo. Uma mulher com câncer resistente a qualquer tratamento aceitou receber o medicamento para que os pesquisadores pudessem avaliar sua toxicidade. Ela teve uma reação intensa, com tremores e febre alta. Um químico da equipe, Edward Penley Abraham, mostrou que as impurezas da penicilina, e não ela própria, é que tinham causado aquelas reações. O segundo teste também não deu certo. Em 1941, o policial Albert Alexander, de 48 anos, apareceu na enfermaria Radcliffe, em Oxford. Um corte que fizera no rosto enquanto se barbeava havia infeccionado e rapidamente as colônias de *Staphylococcus* e *Streptococcus* tomaram conta do ferimento, do rosto, dos olhos e do pulmão. Ele estava morrendo, com febre alta e infecção generalizada, quando recebeu uma dose de penicilina. A febre baixou, a infecção cedeu, mas faltou medicação para seguir o tratamento, as bactérias voltaram com mais força e ele morreu. Florey prometeu a si mesmo que só faria outros testes quando tivesse penicilina o bastante para completar o tratamento. Os dois pacientes seguintes foram tratados com sucesso, mas o terceiro morreu. A penicilina ainda era impura – um pó amarelo dourado – e tão escassa que os médicos recolhiam a urina dos pacientes tratados para retirar e reaproveitar o medicamento.

Os resultados da equipe de Oxford devem ter feito Fleming concluir que ele seria logo cobrado sobre o motivo pelo qual, sendo médico, ele próprio não pensou antes em explorar os possíveis usos médicos da penicilina. Preventivamente, tratou de se defender.

Em uma palestra para dentistas na Royal Society of Medicine em abril de 1941, ele argumentou que, por volta de 1930, tinha tratado com curativos embebidos em caldo de *Penicillium* alguns ferimentos infeccionados. Houve alguma melhora, mas, como ele observou, "nenhum sucesso miraculoso". Nove meses após sua apresentação, a médica Ethel Florey, mulher de Florey, iniciou o primeiro teste controlado da penicilina em seres humanos.

O segundo artigo da equipe de Oxford na *Lancet*, em agosto de 1941, detalhava os resultados com cinco pessoas com infecções tratadas com penicilina, das quais apenas duas morreram. Os médicos e os jornalistas provavelmente não viram esse artigo. Quem viu – e não gostou – foi Wright, já com 80 anos, mas ainda mandão. O novo medicamento destruía de vez as convicções, que ele havia apregoado por muitos anos, de que o uso de medicamentos – a quimioterapia – contra infecções bacterianas jamais daria certo e que a única saída era a imunização por meio de vacinas como as que ele havia formulado. Wright se sentiu traído ao ver que seu ex-pupilo Leonard Colebrook ajudou a testar as sulfonamidas, que abalavam suas concepções médicas. Colebrook perdeu a paciência ao ver a ranzinzice do ex-chefe, nessa altura chamado mais abertamente de *O Velho*: "Por que não posso seguir meu próprio caminho? Já tenho 51 anos!", ele reagiu. Wright teve uma crise de angina depois de outras tentativas de dissuadir Colebrook.[56]

Os estudos clínicos confirmaram o valor terapêutico da penicilina, que logo se tornou *necessária*. A Segunda Guerra Mundial tinha acelerado a pesquisa de agentes antimicrobianos: infecções, causadas principalmente por estafilococos, estavam matando mais homens que os danos imediatos dos ferimentos à bala. Solicitações de financiamento para pesquisa científica normalmente negadas eram então aprovadas rapidamente.[57] A Inglaterra estava sendo bombardeada pelos alemães – um dos ataques aéreos havia destruído a casa de Fleming, que se instalou provisoriamente na casa de seu ex-assistente Allison.

Em 1941, sem conseguir apoio das empresas farmacêuticas britânicas, Florey viajou com Heatley para os Estados Unidos, financiado pela Fundação Rockefeller, que se instalara em Londres. Seu propósito era produzir penicilina em escala industrial. Os representantes do governo dos Estados Unidos receberam bem o composto que, logo viram, poderia ser usado para tratar as infecções dos soldados feridos na Guerra na Europa e, assim que possível, da população civil. Os homens do governo mobilizaram os diretores e os engenheiros das empresas farmacêuticas, que se organizaram para ampliar a escala de produção da penicilina usando os métodos de Heatley. Não foi fácil. O primeiro problema foi que a cultura de *Penicillium notatum* original não produzia muita penicilina. Buscaram outra linhagem mais produtiva e encontraram o *Penicillium chrysogeum*, isolado do bolor de um melão em Peoria, Illinois, que produzia 200 vezes mais penicilina que o *Penicillium notatum*.

A produção comercial do novo medicamento progredia nos Estados Unidos, enquanto no Reino Unido seguia com dificuldade: 25 empresas norte-americanas, entre elas as maiores fabricantes de medicamentos, estavam conectadas em uma rede coordenada pelo War Production Board, enquanto o consórcio das empresas farmacêuticas britânicas, o Therapeutic Research Corporation (TRC), tinha se negado a ser uma fusão ou cartel de fabricantes e teve dificuldade para reunir as empresas e estabelecer estratégias de ação comuns. As metas eram diferentes: as empresas norte-americanas, principalmente a Peoria e a Pfizer, queriam produzir um medicamento para consumo de massa e recuperar o capital investido; o TRC queria apenas produzir penicilina para abastecer as Forças Armadas durante a Guerra.[58]

...

Em agosto de 1942, Harry Lambert, amigo de Fleming e sócio de seu irmão Robert em uma empresa de lentes, estava morrendo em um dos leitos do St. Mary. Estava com meningite e as sulfonamidas não haviam funcionado. Fleming telefonou para Florey pedindo penicilina para injetar no canal vertebral, o espaço central das vértebras que aloja a medula espinhal e as raízes dos nervos. Florey enviou com urgência, mas alertou que essa forma de aplicação nunca tinha sido testada antes e pediu a Fleming que esperasse até que ele injetasse o medicamento na coluna de um gato para ver o que acontecia. Fleming recebeu a encomenda à noite, viu que o amigo agonizava, decidiu não esperar e aplicou a penicilina imediatamente. Na manhã seguinte Florey avisou que o gato tinha morrido. Fleming contou que seu amigo tinha sobrevivido e estava bem melhor, com menos febre e com fome.[59]

Esse caso de cura foi bastante comentado dentro e fora do hospital. Em 27 de agosto de 1942, o jornal *The Times* publicou uma nota sobre o efeito notável de um novo agente antibacteriano desenvolvido em Oxford, sem citar nomes ou lugares. Os médicos do St. Mary não gostaram do anonimato e da menção a Oxford. No dia seguinte, Wright escreveu a seguinte carta, publicada em 31 de agosto: "No artigo principal sobre a penicilina na edição de ontem, vocês se abstiveram de colocar a coroa de louros na testa de qualquer um. Com sua permissão, eu suplementaria o artigo assinalando que, no princípio *palmam qui meruit ferat*, [a penicilina] deveria ser creditada ao professor Alexander Fleming deste laboratório de pesquisa. Porque ele é o descobridor da penicilina e também o autor da sugestão inicial de que esta substância pode ter importantes aplicações na Medicina".[60]

Foi o bastante para Fleming se tornar uma celebridade imediata e uma multidão de repórteres correr ao St. Mary no mesmo dia atrás de mais informações. Fleming apareceu rapidamente para fotos e logo desapareceu dizendo que não queria ser entrevistado. Por fim, reticente, modesto e nervoso, concordou em ir até o estúdio da BBC para uma entrevista, que foi ao ar em 4 de setembro. Começou então uma disputa que azedou ainda mais as difíceis relações entre as equipes de Londres e de Oxford. Uma carta publicada no *Times* dias depois informava sobre o trabalho do pessoal de Oxford, mas aos poucos Fleming predominou como único descobridor da penicilina. Ele aceitava todos – ou quase todos – os pedidos de entrevistas, enquanto Florey, mesmo indignado com a situação, mandava os repórteres embora.[61] Em 1944 Fleming falou outra vez à BCC, desta vez sem mencionar a equipe de Oxford, e apareceu sozinho na capa da revista norte-americana *Time*, na época a de maior circulação no mundo.

A rápida recuperação de Lambert motivou Fleming a batalhar pela produção de penicilina em larga escala; desde 1940 ele conversava com médicos e representantes do governo, argumentando que o composto poderia ser útil na Guerra, já que não destruía os leucócitos como os outros antissépticos. Ele pediu a Allison, agora Ministro da Saúde, para examinar essa possibilidade nas reuniões semanais do ministério, enquanto ele próprio conversava com seu amigo Andrew Duncan, ministro do abastecimento (ambos eram de Ayrshire, Escócia). O resultado foi a formação, em 1943, de um comitê do qual participavam Fleming, Florey, Allison e representantes do governo e de empresas farmacêuticas britânicas. O objetivo era produzir penicilina em quantidade e com rapidez, compartilhando informações entre os fabricantes britânicos e norte-americanos, para atender aos soldados feridos em batalha. O Primeiro-Ministro inglês Winston Churchill achou que os planos não estavam indo como deveriam, refez o comitê e pediu que relatassem os avanços diretamente a ele. A Guerra estimulou uma colaboração sem precedentes entre universidades, empresas farmacêuticas e governo e acelerou a transformação da penicilina em um dos medicamentos mais usados no mundo. Os bons resultados dos primeiros testes em soldados feridos nos campos de batalha em 1943 levaram as autoridades do governo dos Estados Unidos a dar prioridade à produção do novo medicamento. Assim, havia o bastante para a campanha da Normandia, um ano mais tarde, que mudou o rumo da Guerra.

. . .

Somente em 1945 é que se pensou sobre a origem do fungo que em setembro de 1928 caiu sobre a placa de bactérias no laboratório do segundo andar do St. Mary. De onde poderia ter vindo? Uma explicação inicial, que permaneceu por algum tempo, é que veio da rua. As janelas, porém, permaneciam fechadas para evitar que as bactérias ali manipuladas escapassem e chegassem às pessoas de fora. A explicação hoje mais aceita é que o fungo veio do laboratório de micologia do andar de baixo do laboratório de Fleming, mas Fleming desconsiderou essa possibilidade porque sabia que estava sendo cogitado para o Prêmio Nobel e não convinha que os outros soubessem que o St. Mary era tão pouco asséptico. Sabendo da possibilidade do Nobel, o grupo de Oxford teve de correr para lembrar o que haviam feito – e evitar que Fleming levasse o prêmio sozinho.

Fleming, Florey e Chain dividiram o Prêmio Nobel de Medicina de 1945 (há um limite de três laureados por categoria a cada ano). Fleming continuou recebendo muitos prêmios e homenagens no Reino Unido, nos Estados Unidos e em muitos outros países: ele foi uma das estrelas do Congresso Interamericano de Medicina, realizado em setembro de 1946 no Rio de Janeiro (o então presidente, Eurico Gaspar Dutra, esteve lá).[62] Florey também foi intensamente premiado e homenageado. Chain, ressentido por ter sido menos laureado, mudou-se para a Itália.

Meio século depois, em 1991, em meio às comemorações do jubileu da descoberta da penicilina, Heatley, cuja participação no desenvolvimento do novo medicamento tinha sido fundamental – foi ele que desenvolveu as técnicas de purificação e de ampliação da produção da penicilina –, recebeu da Universidade de Oxford o título de doutor honorário em Medicina; ele foi o único a receber esse título nos 800 anos de história da universidade. Carol Moberg, em uma reportagem para a revista *Science*, observou que Heatley, aos 80 anos, muito magro e ágil, feliz com as árvores que cresciam em seu jardim, permanecia com uma impressionante modéstia e não guardava nenhuma amargura por ter permanecido tanto tempo sem reconhecimento. "Quando começa a falar da preciosa penicilina que ele fez crescer na universidade de Oxford em 1940-41, Heatley se torna reticente: 'Eu era um cientista de terceira categoria cujo único mérito era estar no lugar certo na hora certa'. Não é assim", relatou

Carol Moberg. "O que a modéstia não lhe deixa admitir é que ele era também a pessoa certa."[63]

Na conferência comemorativa do centenário de Florey, em 28 de setembro de 1998, Henry Harris, sucessor de Florey como professor de Patologia em Oxford, lembrou que Florey, como Fleming, tinha outros interesses científicos e a penicilina foi um parêntesis em sua carreira. Sua contribuição ao estudo dos antibióticos tinha se encerrado por volta de 1946, quando ele e seus colegas tinham terminado de escrever um tratado em dois volumes sobre esse tema. Os antibióticos ocuparam Florey por sete ou oito anos de uma carreira científica de quase 40 anos (ele pôde se afastar desse trabalho quando as empresas farmacêuticas se interessaram pela produção),[64] enquanto dois médicos paulistas, Juvenal Ricardo Meyer e Odilon da Silva Nunes, batalharam durante duas décadas, o primeiro, e três décadas, o segundo, para viabilizar a produção e uso em larga escala de seus compostos antitumorais produzidos a partir de fungos.

Hoje Florey não teria necessariamente de ir aos Estados Unidos para completar o desenvolvimento da penicilina. O atual modelo britânico de pesquisa e desenvolvimento de medicamentos é razoavelmente integrado, conectando universidades e empresas com fundações e órgãos de governo atuando como instituições de financiamento e apoio à pesquisa. Florey e sua equipe poderiam abrir uma empresa de biotecnologia, pedir uma patente e ganhar muito dinheiro recebendo *royalties* de multinacionais, que produziriam o novo medicamento e o venderiam para todo o mundo. Um problema insuperável, porém, é que a penicilina não seria aprovada no atual ambiente regulatório, por causa do risco próximo a 3% de reações alérgicas.

. . .

Os resultados da equipe de Florey, detalhados em artigos científicos publicados em 1940 e 1941, inauguraram a era dos antibióticos e motivaram empresas, órgãos do governo e centros de pesquisa para, pela primeira vez, trabalharem juntos e produzir um medicamento para tratar soldados feridos em combate. A colaboração entre empresas farmacêuticas, governo e centros de pesquisas dos Estados Unidos e da Inglaterra continuou após a Guerra, com o propósito de aprimorar a produção e o uso da penicilina e identificar novos antibióticos.

O governo nos Estados Unidos apoiou a mobilização de médicos, pesquisadores acadêmicos e empresas, criando uma divisão de antibióticos na Food and Drug Administration (FDA), a agência responsável para aprovação de novos alimentos e medicamentos, e ajudando a organizar testes clínicos, inicialmente contra tuberculose e sífilis. Diante da necessidade urgente de novos medicamentos, os testes clínicos avançavam enquanto corriam estudos laboratoriais complementares sobre os novos compostos. Em 1946, o governo dos Estados Unidos promoveu um teste em larga escala contra sífilis e 10 mil pessoas – 10 mil! – foram tratadas no hospital da Universidade de Nova York; nenhuma reação séria foi observada e o composto se mostrou como o medicamento mais seguro que qualquer outro contra essa temida doença. Em poucos anos, outros antibióticos estavam em testes, compensando as limitações da penicilina, que, apesar de pouco tóxica, era instável e incapaz de agir sobre todos os microrganismos causadores de doenças.[65]

Até meados de 1960, em relatos publicados nas revistas científicas *Nature*, *Science*, *Lancet* e *Cancer Research*, cientistas e médicos apresentavam novos métodos de produção de penicilina, formas de aplicação – em creme, por inalação, por via oral, vaginal ou retal – e usos – contra dermatite, endocardite bacteriana, febre reumática, febre tifoide, gonorreia, nefrite, osteomielite, pneumonia, sífilis, tétano, úlcera gástrica e outras doenças. Além de resultados, compartilhavam métodos e problemas, alertando para as possíveis restrições de uso, como as reações alérgicas.

Os relatos apresentavam outras substâncias com ação antibiótica extraídas do meio de cultura de vários fungos, como ácido micofenólico, actinomicina, aerosporina, aspergilina, aureomicina, bacitracina, citrinina, clavacina, claviformina, cloromicetina, colistatina (um dos raros antibióticos de centros de pesquisa russos), estreptomicina, fumigacina, gramicidina, gliotoxina, glutinosina, javanicina, neomicina, patulina, poliporina, rizaclorina, subtilina e terramicina e viridina. Em 1942, apenas dois anos após a publicação do artigo da equipe de Oxford na *Lancet*, estimou-se que não menos de 50 compostos tinham sido isolados da cultura dos mais diferentes fungos.

Foi um caos. Em diferentes meios de cultura ou em diferentes momentos ao longo da fermentação, o mesmo fungo poderia produzir mais de uma substância com ação antibiótica, e uma substância podia ser parte de outra ou idêntica a uma terceira, embora com outro nome e produzida por outro fungo – a claviformina, por exemplo, resultava da fermentação de quatro espécies de fungos. Da fermentação do *Aspergillus flavus* saíram o ácido aspergílico, a flavicina, inicialmente chamada aspergilina, e a flavacidina. Da cultura do *Penicillium notatum* brotou a penatina, uma irmã da penicilina, que foi desconsiderada por ter uma ação menos intensa sobre bactérias; a própria penicilina se apresentava em quatro formas diferentes, X, G, F e K, com propriedades químicas diferentes, que geraram muita confusão até os pesquisadores concluírem que eram mesmo distintas.

O interesse por novos antibióticos trouxe à tona cientistas de lugares distantes, como o botânico indiano Sahay Ram Bose. Nascido em 1888, Bose estudava fungos que coletava de madeiras em decomposição e pedaços de bambu de diversas regiões da Índia desde 1918; nessa época, a Índia era uma colônia inglesa e Calcutá, onde ele vivia, a capital do Império Britânico na Índia. Bose se pôs a estudar as propriedades antibacterianas de fungos e, em um extrato de *Polystictus sanguineus*, identificou uma substância, a poliporina, que atuou *in vitro* contra as bactérias causadoras da cólera, do tifo e outras doenças. Ele apresentou os primeiros resultados em 1944 na *Current Science* e os resultados dos testes *in vitro* contra as bactérias causadoras do tifo, da cólera e da disenteria em 1945 na *Nature* e na

British Medical Journal. Em 1946, novamente na *Nature*, Bose relatou os resultados dos testes da poliporina não purificada (crua) em cobaias, coelhos e em pessoas com cólera tratadas em hospitais de Calcutá, com resultados que ele considerou satisfatórios. Em 54 casos de febre tifoide, a poliporina não foi destruída nem perdeu suas propriedades em contato com sucos gástricos, permitindo o uso por via oral. De outro fungo, *Psalliota campestris*, ele extraiu outro composto com ação antibiótica, a campestrina.

Em meio à corrida por novas substâncias capazes de eliminar bactérias causadoras de doenças, Bose sugeriu a outros pesquisadores que ampliassem o tempo de testes de avaliação de substâncias antibióticas e o número de microrganismos em que eram testadas; ele argumentava que um composto inativo contra *Staphylococcus aureus* ou *Balantidium coli*, duas espécies de bactérias bastante usadas como alvo nos testes, poderia ser relevante contra outras bactérias. Em reconhecimento a suas pesquisas, foi eleito para a Academia Nacional de Ciências da Índia e a Royal Society de Edimburgo e a Linnean Society de Londres o aceitaram como membro.

A penicilina e outros antibióticos começaram a ser usados para tratar plantas: em 1944 se registrou que a penicilina interrompia o crescimento de galhas, um tipo de tumor vegetal, causado por bactérias, e em 1948 Bose mostrou que a poliporina impura contribuía para a germinação de sementes, por eliminar contaminantes. Foi nesse campo uma das raras contribuições brasileiras a alcançar visibilidade internacional: Dorival Fonseca Ribeiro, professor da Faculdade de Medicina da USP, publicou um estudo na *Science* em 1950 mostrando que a penicilina favorecia a germinação de sementes.[66]

Os cientistas agora viam o solo como uma fonte de organismos produtores de novos medicamentos: de uma amostra de solo coletada perto de Caracas, na Venezuela, se extraiu um *Streptomyces* que produziu a cloromicetina, apresentada na *Science* em 1945. Nesse mesmo ano, em outro artigo da *Science*, estimou-se que 150 espécies de bactérias, fungos e outros microrganismos já haviam sido isolados do solo, palha e estrume e testados *in vitro* para ver se produziam alguma substância de interesse médico. De modo mais amplo, emergia o fenômeno da antibiose, por meio do qual um ser vivo produzia substâncias com que se defendia de outros seres vivos. Maravilhados, os cientistas começaram a ver que bactérias, plantas e animais também produziam antibióticos. O próprio Florey, com sua equipe de Oxford, verificou que vários extratos de plantas, até mesmo de fragmentos de raiz de orquídea, produziam compostos químicos com ação antibiótica. Os australianos prepararam extratos de folhas ou de raízes de centenas de espécies diferentes de plantas, em buscas de novos antibióticos, e encontraram. Até mesmo extratos de larvas de mariposas, devidamente preparadas, forneceram novos compostos antimicrobianos.

Peripécias brasileiras

Depois de evitar muitas mortes de soldados na Segunda Guerra Mundial, a penicilina começou a chegar a mais pessoas, afugentando a agonia de ver a morte como resultado de uma infecção. Nos Estados Unidos, as empresas farmacêuticas iniciaram a produção em escala comercial em 1944 e atendiam 7 milhões de pessoas quando a Guerra terminou, em agosto de 1945. Nos anos seguintes, outras fábricas, algumas no Brasil, iniciaram a produção da droga maravilhosa, *wonder drug*, como chamavam.

Nessa época, em Braúna, cidade do noroeste paulista que em 2019 abrigava 5 mil moradores, Nelson José Gonçalves da Cruz era um garoto de calças curtas quando ouviu o pai, José Gonçalves Lopes, dono da Pharmacia São José, comentar: "Surgiu a droga do mundo. Quem morria por causa de uma infecção agora tem chance de viver". "Ele tinha perdido um filho com meningite em 1937", lembrou-se Cruz, "e dizia: 'Imagine se tivesse penicilina'". Uma vez por mês, Lopes ia até Birigui, a 40 km de Braúna, seguia de ônibus até Bauru, dormia lá e no dia seguinte tomava o trem até São Paulo para refazer seu estoque de penicilina na filial da empresa farmacêutica norte-americana Squibb. "Tinha de manter a penicilina em caixas na geladeira, movida a querosene, e aplicar de três em três horas, dia e noite", recordou Cruz, anestesiologista em Birigui.

Os jornais noticiavam os casos de crianças que teriam morrido se não tivessem tomado penicilina. "Graças ao Presidente Getúlio Vargas e aos efeitos verdadeiramente miraculosos da Penicilina, acaba de ser salva mais uma vida no interior paulista – a do menino Mario Migliorini, de 14 anos, residente em Bariri", noticiou *O Estado de S. Paulo* em maio de 1944. Ao saber que o menino estava com septicemia, o prefeito de Bariri teria ligado para Vargas, que teria autorizado o envio urgente do remédio, produzido no Instituto Oswaldo Cruz do Rio de Janeiro.[67]

Em 1949, em Montenegro, a 70 km de Porto Alegre, uma menina de dois anos, Heloisa Jahn, sobreviveu de uma pneumonia grave porque tomou penicilina, que só chegou porque a mãe dela gritou para o marido: "Vá buscar agora o Doutor Teixeira!". Um médico alemão indicara banhos frios e quentes alternados, mas a recomendação não estava funcionando. Após um dos banhos, a menina estava pálida e ofegante, à beira de uma convulsão. Montenegro é uma cidade formada por colonizadores europeus, entre eles portugueses e alemães, como os antepassados de Heloisa. O avô alemão – um dos homens mais ricos da cidade – e o avô brasileiro saíam para caçar juntos, mas não se visitavam; na política, por causa das opiniões divergentes, tratavam-se como adversários. "Meu avô paterno era cervejeiro, a avó não trabalhava. Tiveram três filhos. A casa deles era sossegada; havia silêncio e sombra. Era tudo organizado, cada coisa em seu lugar. Lá eu tinha sossego e subia em um jacarandá para ler", lembrou-se Heloisa. "Na casa dos avós brasileiros, a compartimentalização ia para o espaço. Meu avô era tabelião; quando minha mãe ainda era criança, ele criava uma jaguatirica, que comia com ele no colo e um dia quase lhe tirou a orelha. Minha avó era professora. Tiveram dez filhos. Eu vivia entre as duas casas e logo aprendi que o mundo era daquele jeito, como as duas casas."

Kurt Jahn, pai de Heloisa, descendente de alemão, casou-se com Haydée de Andrade Goulart, descendente de portugueses açorianos. Mudaram-se para o Rio de Janeiro e ele trabalhou alguns anos como gerente de banco. Quando veio um gerente dos Estados Unidos, ele preferiu sair. Interrompeu seu plano de uma carreira profissional própria e voltou a Montenegro para trabalhar na fábrica do pai, a Tanino Mimosa (o tanino era usado para curtir couros). Kurt, Haydée, o filho mais velho, Ricardo, e Heloisa viveram um ano na casa dos avós paternos, depois se mudaram para uma casa pequena, onde nasceu o terceiro filho. Foi ali que Heloisa teve três pneumonias quase seguidas. O médico recomendado pelo pai de Kurt atendia a toda a comunidade alemã e supostamente era mais competente que qualquer médico brasileiro. Haydée aceitou, mas perdeu a paciência ao ver que, depois de um dos banhos, a menina estava quase desmaiando. Heitor Teixeira, o médico brasileiro de cerca de 30 anos que havia chegado pouco antes à cidade e Kurt buscou com rapidez, indicou um remédio novo chamado penicilina. Aos poucos a menina se recuperou e saiu da cama. Depois ela se casou com um diplomata, viveram em Paris, Montevidéu, Copenhague, Rio de Janeiro e Brasília, e tiveram dois filhos, ela sempre lendo muito, como nos tempos em que subia no jacarandá da casa dos avós com um livro na mão.

As primeiras notícias sobre a penicilina saíram no Brasil enquanto corria a Guerra na Europa. A *Folha da Manhã* relatou em março de 1942, embaralhando detalhes, pessoas e circunstâncias: "Há poucos meses, o prof. A. Fleming, do St. Mary Hospital, de Londres, descobriu, por acaso, que o bolor detém o crescimento dos germens em cultura; analisando o fenômeno, esse químico, auxiliado por uma turma chefiada pelo prof. Florey, da Universidade de Oxford, descobriu que o bolor 'penicillium' contém uma substância denominada 'penicilina', cujas qualidades antissépticas são maravilhosas". O redator, identificado apenas como "X.", errou a data da descoberta de Fleming, chamou-o de químico, achou que ele trabalhou com o grupo de Oxford e descuidou das normas de grafia dos nomes científicos, mas acertou em cheio ao pincelar a avidez dos cientistas por novas substâncias antibióticas produzidas por fungos: "Outro bolor, que também contém substâncias antibactérias é o do gênero *'Aspergillus'*, observado pelo dr. G. A. Glister, da Universidade de Oxford; outro bactericida assombroso foi encontrado pelo cientista norte-americano, dr. E. C. White, do Hospital John Hopkins, no bolor *'Aspergillus flavus'"*. George Glister, que trabalhava no mesmo prédio de Florey em Oxford e em 1940 ajudara Norman Heatley a desenvolver as técnicas de produção de penicilina em larga escala, havia apresentado em 1941 "um poderoso agente antibacteriano com propriedades químicas diferentes da penicilina e com um espectro de ação antibacteriana consideravelmente maior" em um bolor provavelmente do gênero *Aspergillus*, embora ainda não soubesse se a substância era de fato diferente da encontrada um ano antes por Edwin White no caldo de cultura do *Aspergillus flavus* e que era o primeiro antibiótico formalmente descrito produzido por outro fungo.[68]

As novidades mobilizaram os homens do governo e os cientistas dos centros de pesquisa do Rio de Janeiro e São Paulo. Em meados de 1942, Humberto Cardoso e outros pesquisadores do Instituto Oswaldo Cruz começaram a produzir penicilina a pedido do diretor, Henrique de Aragão: "Embora sem qualquer finalidade industrial, não pudemos evitar as operações com volumes relativamente grandes, a fim de obter material suficiente para o conhecimento das propriedades da penicilina e elaborar uma técnica de emergência para sua produção, sob forma injetável, para fins terapêuticos", relatou Cardoso. Os pesquisadores do Oswaldo Cruz projetaram e construíram uma fábrica-piloto, a partir das técnicas de produção descritas em 1941 por Chain, Florey e outros pesquisadores de Oxford, com tanques de aço inoxidável com capacidade para 60 litros. Obtiveram a quantidade suficiente para avaliar os efeitos da penicilina em grupos pequenos de doentes com infecções – e talvez até maiores, porque o medicamento produzido no Rio teria servido para tratar "mais de mil pacientes durante a Guerra". Também buscavam outras fontes de antibióticos, como o *Aspergillus flavus* e o *Aspergillus niger*.[69] Na Europa, a penicilina ganhava valor: "Importante descoberta para tratamento de feridos de guerra", noticiou a *Folha da Manhã*, em 28 de setembro de 1943, enquanto os aliados se preparavam para o dia D, o desembarque de mais de 160 mil soldados na Normandia, norte da França, em 6 de junho de 1944.

A ação da penicilina que os pesquisadores de São Paulo e Rio produziam com dificuldade era avaliada em testes feitos com poucas pessoas, embora atraíssem multidões interessadas no novo medicamento. As sete pessoas com bouba (doença infecciosa da pele, ossos e cartilagens causada pela bactéria *Treponema pertenue*) tratadas no Oswaldo Cruz se recuperaram em poucos dias após tomarem penicilina, que em seguida foi usada para tratar outras 800 pessoas com bouba na Baixada Fluminense. Dois doentes com osteomielite tratados apresentaram melhoras clínicas, mas os resultados do tratamento de seis pessoas com sífilis não foram tão claros, e às vezes a infecção reaparecia. Em São Paulo, a expectativa era grande: "Adiantadas as experiências feitas no Butantã com a 'penicilina' – Dentro de um mês serão realizadas provas em seres humanos", noticiou a *Folha da Manhã* em 6 de janeiro de 1944. A penicilina produzida no Instituto Butantan foi usada para tratar seis pessoas com infecções severas, com bons resultados.[70]

Talvez por ver que a produção nos institutos do Rio e de São Paulo – ou mesmo das incipientes empresas farmacêuticas nacionais – não seria o suficiente para atender a população à espera do novo medicamento, Jesuíno de Albuquerque, Secretário Federal de Saúde Pública, viajou aos Estados Unidos em 1945 em busca de informações para construir um laboratório público de produção de penicilina no Rio de Janeiro. Por meio de um acordo, um grupo de químicos brasileiros poderia conhecer os métodos de produção da Wyeth, empresa da Filadélfia que havia começado a produzir penicilina durante a Segunda Guerra; depois a Wyeth comprou o laboratório nacional Fontoura e iniciou a produção em São Paulo.[71]

. . .

Quando soube da penicilina, o patologista paulista Juvenal Ricardo Meyer imaginou que os compostos derivados de fungos poderiam ser usados contra tumores, que ele estudava intensamente, em animais, havia mais de dez anos. As revistas científicas internacionais traziam relatos animadores. Ivor Cornman, trabalhando com o casal Margaret Reed Lewis e Warren Harmon Lewis nos Estados Unidos, apresentara o efeito seletivo da penicilina impura sobre células de sarcoma, um tipo de tumor, em março de 1944 na *Science*; em outubro, também na *Science*, Margaret Lewis relatou que o composto purificado tinha se mostrado incapaz de deter o crescimento de enxertos de sarcomas em camundongos, indicando que o meio de cultura é que deveria conter compostos antitumorais.

Aos poucos emergiram antibióticos que eram antimicrobianos e, ao mesmo tempo, antitumorais, como citotetrina, macromicina e orizaclorina. Outras substâncias extraídas do caldo de fermentação de fungos exibiam ação antitumoral, como actinogana, celostatina, largomicina, liomicina, neocarzinostatina, notatina, rafanina e sarcomicina. Em alguns anos, Meyer formulou um antitumoral derivado da fermentação de três espécies de fungos (*Penicillium notatum, Aspergillus flavus* e *Pestalozzia* sp.), chamado inicialmente de micelina antineoplásica e depois de Cariocilin, que muito provavelmente foi o primeiro desenvolvido e testado no Brasil. Aplicada em quase 500 pessoas em um hospital do Rio de Janeiro e em um ambulatório de São Paulo, a micelina apresentou também ação analgésica e cicatrizante.

Meyer era um dos poucos médicos – havia outros no Instituto Oswaldo Cruz, do Rio – que estudavam tumores em animais no Brasil. As prioridades eram outras. Em 1944 os médicos ainda lutavam no Brasil para que o câncer fosse considerado um problema de saúde pública – portanto, alvo de estratégias abrangentes de prevenção e tratamento – e não apenas um problema individual, a ser resolvido em consultórios particulares. Os médicos de visão ampla tinham duas prioridades: a primeira era consolidar as instituições de atendimento a pessoas com câncer – a maioria recente, algumas ainda sendo implantadas; a segunda era aprender a identificar os diferentes tipos de tumores humanos, descritos em revistas médicas como a *Memórias do Instituto Oswaldo Cruz, Brasil Médico* e *Revista Brasileira de Cancerologia*, que também ofereciam novidades sobre técnicas cirúrgicas.

Paulistano, filho de português (Ricardo era o sobrenome do pai) e neto de suíço (Meyer),[72] Juvenal Ricardo Meyer estudou na Escola de Medicina e Cirurgia de São Paulo, depois renomeada como Faculdade de Medicina da USP. Formou-se em 1922, no ano seguinte foi para os Estados Unidos com uma bolsa de estudos da Fundação Rockefeller e estudou anatomia patológica em duas universidades de prestígio, a Columbia, em Nova York, e a Johns

Hopkins, em Baltimore, durante dois anos. Voltou a São Paulo como um dos poucos especialistas no país nessa área (a anatomia patológica aborda a natureza e o provável curso de uma doença, por meio da análise de tecidos e líquidos do corpo) e por dois anos foi chefe do Laboratório de Anatomia Patológica da Faculdade de Medicina. Ele começou ali a estudar tumores transplantáveis em animais e em 1926 relatou pela primeira vez a embolia pulmonar por líquido amniótico, um fenômeno geralmente fatal que ocorre durante a gestação ou logo após o parto, causado pela transferência de elementos fetais particulados para o organismo da mãe; seu pioneirismo na identificação desse problema passou inicialmente despercebido, mas depois ganhou reconhecimento internacional.[73]

A convite do médico carioca Henrique da Rocha Lima, Meyer se mudou para o Instituto Biológico. Criado em 1927, o Biológico reunia um grupo de cientistas notáveis, vários deles vindos do Instituto Oswaldo Cruz, e havia se tornado um dos principais centros de pesquisa básica e aplicada do país em poucos anos, em grande parte por causa da visão ampla de seus diretores, os médicos Arthur Neiva e o próprio Rocha Lima. Neiva, que havia percorrido o interior do Nordeste, comovendo-se com a miséria da população sertaneja, era um especialista na morfologia do mosquito transmissor da malária, que resolveu estudar para combater a malária; naquela época, o problema fazia o especialista. Foi Neiva, baiano, que criou a frase segundo a qual o Estado de São Paulo seria "uma pujante locomotiva puxando vagões vazios", que lhe gerou antipatias em outros estados à medida que avançava na carreira política. Como diretor-geral do Instituto, ele visitava os pesquisadores em seus laboratórios e lembrava-lhes que deveriam, como ele dizia, "ver além da placa de Petri".

O líder científico do Biológico era Henrique da Rocha Lima, que passou pelo Oswaldo Cruz, trabalhou 12 anos na Alemanha, descobriu o agente causador do tifo e dirigiu o Biológico de 1933 a 1949. Rocha Lima reunia sua equipe toda quarta-feira para discutirem artigos científicos e toda sexta nas reuniões gerais chamadas *referatas*, abertas para o público externo, que tratavam de temas variados, incluindo biologia, geologia, artes e política.[74] Quando Rocha Lima morreu, em 1956, o médico carioca José Reis, que também havia trabalhado no Oswaldo Cruz antes de ir para o Biológico, contou que as duas frases que Rocha Lima sempre repetia quando tinha de atender aos pedidos de sua equipe – "não tem nada de definitivo" e "metade de um jeito, metade de outro" – exprimiam sua abertura ao diálogo e a aversão a respostas prontas para problemas novos, sem se incomodar por ter de reabrir a discussão para considerar novos argumentos. Ele aceitava contestações e, quando necessário, justificava-se.[75] Foi por indicação de Rocha Lima que Meyer assumiu em 1936 a chefia do Departamento e as aulas de Anatomia Patológica da Escola Paulista de Medicina até a chegada de um professor alemão no ano seguinte.

Quem conheceu Juvenal Ricardo Meyer o descreve como um homem sóbrio, não fumava nem bebia, apegado às regras; as fotos familiares o apresentam como um pai atencioso e um avô amoroso. Nunca chegava atrasado e se indignava quando ficava doente e tinha de pedir abono para as raras faltas.[76] Era um bom orador: falou em muitas *referatas*, em cerimônias formais do Instituto e, como pastor, nos cultos da Igreja Batista Paulistana, na Vila Mariana, com frequência noticiados nos jornais. Sua correspondência, conservada no Centro de Memória do Instituto Biológico, revela um homem rigoroso e impaciente com a burocracia. Em casa, ele dividia o tempo com a mulher, Carmen Borges Meyer, os dois filhos, Carmen Lydia e Juvenal Ricardo, e o laboratório que havia montado para ajudar médicos a fechar diagnósticos. Nas horas de folga, além de pintar aquarelas, ele cultivava orquídeas – e criou um meio de cultura caseiro para o cultivo e reprodução de orquídeas, à base de suco de tomate, rico em sais mineiras. Ele apresentou sua fórmula, ainda hoje usada por orquidófilos, em 1943 em uma palestra na Sociedade Brasileira de Orquídeas, da qual era membro fundador, nas *referatas* do Biológico e em um artigo de 1947 em uma revista popular de distribuição gratuita.[77]

62

Determinado a aprender mais sobre câncer, doença da qual seu pai tinha morrido, Meyer continuou estudando tumores de animais no Biológico, no início como assistente na Seção de Anatomia Patológica e depois como diretor da Divisão Animal. Na revista científica *Arquivos do Instituto Biológico* e em *O Biológico*, dirigida a produtores rurais, Meyer descreveu novos tipos de tumores em camundongos e um transplantável de uma galinha comprada nos arredores da cidade de São Paulo: como o tumor não se enquadrava em nenhum dos 20 tumores de galinhas descritos, ele se convenceu que tinha encontrado o primeiro caso autóctone de sarcoma transplantável de galinha no Brasil; os tumores semelhantes que serviam para estudos experimentais em Belo Horizonte e no Rio de Janeiro tinham sido trazidos da Argentina.[78]

Quando soube dos antibióticos, além de saber como identificar e manipular tumores experimentais, Meyer estava em um ambiente de trabalho que promovia a ousadia científica. Ele aprendeu a lidar com fungos e em agosto de 1944 relatou a ação antibacteriana de um fungo conhecido como orelha-de-pau (*Polyporus cinnabarinus*), que mais tarde seria um dos produtores da micelina.[79] Ele começou a cultivar o *Penicillium notatum* a partir de uma amostra do laboratório Squibb cedida por um colega do Biológico e observou que "os pedaços de neoplasma, deixados à temperatura baixa e durante algum tempo em contacto com o líquido de cultura [de *Penicillium notatum*], perdiam a propriedade de reproduzir o tumor". Nos três experimentos, cada um com dez fragmentos de tumor, ele notou 100% de atividade antineoplásica.

Em 1945 Meyer descreveu o experimento na *Arquivos do Instituto Biológico*, citou dois estudos internacionais – as "experiências idênticas de Cornman indicando que a penicilina amarela (comercial), ativa sobre diversos tumores transplantáveis, perdia a atividade antineoplásica depois de purificada", e as de Lewis sobre ação da penicilina impura – e concluiu que o *Penicillium notatum* "cultivado em condições apropriadas produz uma ou mais substâncias tóxicas que exercem efeito antineoplásico demonstrável *in vitro*".[80] Ele verificou

63

que a mesma espécie de fungo que produzia a penicilina produzia compostos com ação antitumoral. Um ano depois, a revista científica *Journal of American Medical Association – JAMA* publicou uma nota sobre sua descoberta.[81]

Meyer não conseguiu isolar a substância antitumoral do meio de cultura do *Penicillium notatum*, mas, em colaboração com o médico argentino Humberto Cerruti, da Faculdade de Medicina Veterinária da USP, verificou que o meio de cultura de outra espécie, que havia pesquisado e coletava no litoral paulista, o *Polyporus cinnabarinus*, continha o crescimento de tumores de camundongos.[82] O *Aspergillus flavus*, fornecido por outro colega, que a havia recebido do Instituto Squibbs, dos Estados Unidos, apresentou o mesmo efeito. Em 1947, depois de ver que John Kidd, do Centro Médico Cornell, de Nova York, havia identificado o antitumoral fumigacina, produzido por um fungo do mesmo gênero, o *Aspergillus fumigatus*, Meyer concluiu: "As observações feitas neste trabalho, aliadas às de Kidd e às que fizemos anteriormente com os filtrados de *Penicillium notatum* e com as frutificações de *Polyporus cinnabarinus*, contribuem para reforçar a ideia geral de que os cogumelos produtores de substâncias bacteriostáticas também produzem princípios ativos que atuam sobre células animais transplantáveis".[83]

Meyer colecionava resultados animadores, mas estava em um instituto de pesquisa básica e aplicada em agropecuária, onde os testes em pessoas, a etapa seguinte do trabalho, eram inviáveis, por mais ousados que fossem os cientistas dali. O médico sanitarista Sérgio Lima de Barros Azevedo, Diretor Clínico do Serviço Nacional do Câncer (SNC), no Rio de Janeiro, soube das pesquisas de Meyer e pensou em usar aquela substância para tratar pessoas com câncer inoperável. Como primeiro passo, Azevedo apresentou a ideia a seu chefe, o médico gaúcho Mário Kroeff, diretor do SNC, e encontrou "a maior boa vontade", ele relatou. Azevedo procurou Antônio Eugênio de Arêa Leão, médico piauiense que havia se tornado um respeitado micologista e participava dos testes clínicos da penicilina que ele próprio ajudou a produzir no Instituto Oswaldo Cruz, onde estava desde 1920.[84] Com equipamentos adequados e prática em fermentação, Arêa Leão aceitou o convite de produzir o extrato de fungos concebido em São Paulo em quantidade suficiente para os testes no Rio.

O trâmite do laboratório de pesquisas de Meyer para o laboratório de produção de Arêa Leão e para o hospital do SNC foi relativamente rápido. Meyer começou a examinar a atividade antitumoral do meio de cultura de fungos em 1944, publicou os resultados iniciais em 1945 e as primeiras pessoas receberam as injeções com os extratos de fungos em abril de 1947. O fato de o Biológico de São Paulo ter se formado e adquirido prestígio por meio de muitos cientistas – Rocha Lima, Otto Bier, José Reis e outros – que haviam trabalhado antes no Instituto Oswaldo Cruz provavelmente facilitou a colaboração entre as equipes de São Paulo e Rio.[85]

A rapidez resulta também da escassez de critérios para a avaliação de substâncias candidatas a novos medicamentos: o modo como os testes foram feitos, com pessoas com tipos diferentes de tumores, tendo recebido ou não tratamentos prévios, seria inconcebível de acordo com as regras atuais de testes clínicos de medicamentos, que exigem estudos focados em doenças específicas e somente são autorizados pelo governo federal após testes em animais que indiquem a eficácia e a toxicidade aceitável do composto a ser avaliado em pessoas. Devem ter pesado a necessidade de novos medicamentos contra câncer e o prestígio e a autonomia dos homens à frente do trabalho. Os três ocupavam altos postos em suas instituições e estavam ligados a lideranças científicas ou médicas: Meyer era assistente e, quando necessário, substituto do diretor do Biológico, Rocha Lima, que viajava muito; do mesmo modo, Azevedo era o imediato de Kroeff, diretor do SNC e uma das vozes mais ouvidas no país sobre prevenção e tratamento de câncer, a quem substituía com frequência, em vista das constantes viagens, falando com jornalistas, em sociedades médicas e na rádio Ministério da Educação;[86] Arêa Leão era chefe do laboratório de micologia do Instituto Oswaldo Cruz.

Azevedo assumiu a pesquisa iniciada em São Paulo e aparentemente Meyer apenas acompanhou a distância o que se passava no Rio; um dos sinais do distanciamento é uma nota de rodapé de um artigo de 1948 em que Azevedo relatou os resultados dos testes iniciais: "Trabalho realizado no Serviço Nacional de Câncer em cooperação com o Instituto Oswaldo Cruz".[87] Inicialmente Azevedo aplicou o extrato bruto (não purificado) de *Penicillium*, do qual havia sido removida a fração antibiótica, em pessoas com vários tipos de câncer inoperável – de esôfago, estômago, fígado, pulmão, ossos e outros – que permaneciam nas alas para pacientes terminais do serviço de câncer do Rio, mas notou reações intensas, como dores fortes no local das injeções, mal-estar, dor de cabeça, dores no corpo e febre de 40 ºC. Diante das reações indesejadas, ele substituiu a formulação inicial por extratos purificados, obtidos por Arêa Leão, que propiciavam injeções indolores, sem reações locais e gerais, e os resultados positivos despontaram. Os extratos de cogumelos, como Azevedo chamava, aparentemente reduziam a dor, um dos grandes dramas de pessoas com câncer, logo após as primeiras injeções. Os doentes dormiam melhor, dispensando o uso de entorpecentes, e a maioria relatava sensação de bem-estar, aumento de apetite e de peso e redução da anemia. Alguns, após duas semanas de tratamento, conseguiam levantar-se da cama e andar pela enfermaria.

Azevedo relatou em 1948 que a ação antitumoral poderia ser ampliada combinando-se substâncias dos meios de cultura do *Penicillium* e do *Aspergillus flavus*, desta vez lembrando-se de Meyer, a quem agradeceu por ter cedido uma amostra de outro cogumelo, possivelmente o *Aspergillus*, que tinha apresentado uma ação antitumoral mais intensa que a do *Penicillium*, quando visitou o Biológico. Ao continuar no Rio o trabalho de Meyer, Arêa Leão criou três formulações, apresentadas como A, B e C. A primeira, um extrato bruto do meio de cultura do *Penicillium*, foi logo abandonada em razão dos efeitos colaterais intensos. A formulação B, com apenas uma filtração, era mais tolerada pelos doentes, não causava reações locais ou gerais e podia ser injetada na veia. A preparação C mostrou boa tolerância e maior atividade terapêutica. Em 1949, Azevedo relatou desaparecimento das dores, cicatrização dos tecidos lesados e regressões parciais do tumor original e das metástases nos cerca de 200 pacientes tratados com o ainda chamado extrato de cogumelos: "Os resultados terapêuticos mais interessantes se relacionam com o blastoma do estômago inoperável, no qual quase toda a sintomatologia gástrica desaparece, dando lugar a grandes melhorias gerais e mesmo aparência de curas clínicas".[88]

Os testes clínicos no Rio pareciam ir bem, mas pararam de gerar comunicados e provavelmente se encerraram entre 1948 e 1950. Uma das razões da interrupção pode ter sido a escassez de informações sobre a tolerância ou segurança de uso da micelina, e por essa razão é que Meyer pode ter pedido uma avaliação a um colega do Biológico, cujos testes indicaram que seu composto tinha sido bem tolerado pelo organismo de 20 camundongos, 11 cobaias e três cães.[89] Uma soma de fatores circunstanciais, embora não expliquem diretamente a interrupção, pode ter contribuído para a desarticulação das equipes e o enfraquecimento dos vínculos entre as instituições.

Em São Paulo, o Biológico perdeu o ímpeto inicial. Em 1949, Rocha Lima completou 70 anos de idade, teve de se aposentar e passou o cargo de diretor-geral, que ele havia ocupado por 16 anos, para o engenheiro agrônomo manauara Agesilau Bitancourt, um dos pioneiros no estudo de doenças de citros no Brasil. Ao mesmo tempo, pesquisadores e técnicos começaram a deixar o Instituto, atraídos por salários mais altos nas então nascentes Escola Paulista de Medicina e USP, prejudicando pesquisas em andamento.[90] No Rio, o SNC, à medida que se expandia e se instalava em espaços mais adequados para o atendimento dos doentes, transformava-se no Instituto Nacional do Câncer. O governo de Getúlio Vargas, que havia apoiado Kroeff, mergulhava em uma crise, que culminou com o suicídio de Vargas em agosto de 1954. Os testes com a micelina tinham avançado enquanto as equipes podiam agir com autonomia, sob lideranças científicas fortes, mas perdiam o ritmo à medida que as instituições se fortaleciam e as lideranças se enfraqueciam ou se afastavam.

Prevendo dificuldades para a continuidade dos testes no Rio, Meyer articulou um acordo de produção e testes clínicos da micelina com o Instituto Paulista de Pesquisas sobre Câncer (IPPC). Era uma organização não governamental ou "uma organização científica com personalidade jurídica e sem finalidades comerciais", como ele escreveu em uma de suas cartas à direção do Biológico, solicitando autorização para se ausentar algumas horas por semana para orientar a produção da micelina no novo instituto.[91] Criado em 1951, o IPPC funcionou no laboratório particular do engenheiro eletrotécnico e especialista na construção de poços artesianos Jorge Erdelyi, na rua Rouxinol, 51, no bairro de Moema, em São Paulo, com biotério, laboratórios, biblioteca e sala de conferências. Meyer foi o primeiro presidente (de dezembro de 1951 a agosto de 1953) e Erdelyi, o vice; da primeira diretoria participavam médicos de hospitais públicos, um engenheiro do Instituto de Pesquisas Tecnológicas e um bioquímico do Butantan.[92]

Meyer produziu a micelina no IPPC com líquidos de cultura de três fungos (*Penicillium notatum, Aspergillus flavus* e *Pestalozzia* sp.)[93] e a usou para tratar pessoas com câncer atendidas gratuitamente no ambulatório da rua Itapeva, 432, no bairro de Bela Vista; quase todos os pacientes tinham câncer em estágio avançado e haviam passado por cirurgia e radioterapia, sem resultados. Dos 207 pacientes atendidos de outubro de 1951 a dezembro de 1952, 66 desistiram após a primeira semana, "por não verem benefícios ou por causa da reação às injeções", como ele próprio explicou, e 32 morreram em 10 a 90 dias. Dos 109 que continuaram o tratamento por mais de três meses, 81 relataram alívio da dor, dispensando o uso de entorpecentes. Nesse grupo, 52 relataram melhora do estado geral de saúde, voltaram a se alimentar e recuperaram parte das forças abatidas pela doença; 28 não apresentaram nenhum alívio da dor e seis "voltaram às suas ocupações normais, tendo tido o que se pode chamar de 'cura clínica'", que se manteve um ano após o início do tratamento.

Meyer relatou que cerca de 10 mil ampolas de micelina tinham sido produzidas para tratar pessoas com câncer no ambulatório do IPPC. A notícia sobre os testes se espalhou e "produziu uma grande procura do remédio, tendo sido atendidos todos os casos que desejaram obter a micelina. Em geral, os doentes que são beneficiados pela micelina insistiram junto aos que os cercavam para que não lhes faltasse essa medicação graças à qual experimentaram grande alívio das dores", relatou Meyer em 1952. Ele defendia a micelina como um medicamento paliativo no tratamento do câncer, por aliviar a dor, sem os inconvenientes dos derivados de ópio como a morfina, e propiciar ganho de peso e redução do tamanho das lesões. No final do relato, ele comentou: "É claro que o assunto é da maior significação, merecendo, por isso, todo o apoio à continuação do seu estudo e à sua produção em maior escala".[94]

Para defender a possibilidade de um novo tratamento contra câncer, em abril de 1952 ele compareceu à Assembleia Legislativa de São Paulo. Vários deputados elogiaram seu trabalho pioneiro. Quando chegou sua vez de falar, Meyer leu uma carta reivindicando mais atenção à pesquisa experimental como forma de facilitar a descoberta de medicamentos antitumorais. Em seguida, ele e um grupo de deputados foram até o governador do Estado "para solicitar ao Poder Executivo o apoio que um cientista desta altura, desta honestidade, desta grandeza, não pode deixar de merecer de qualquer governo, em qualquer país".[95] O jornal *O Estado de S. Paulo* publicou uma parte do debate e a conclusão dos deputados: "Indicamos ao Poder Executivo providências que facilitem ao dr. J.R. Meyer a continuidade e a ampliação de seu trabalhos".[96]

No Rio, os ventos sopravam para outros lados. O Ministério da Saúde começava a ser planejado e as iniciativas pessoais tiveram de ceder espaço para as ações institucionais, mais formais e nem sempre tão rápidas. Em funcionamento a partir de 1953, o Ministério determinou a saída de Kroeff do SNC em janeiro de 1954, sob a alegação de renovação da mentalidade administrativa e política. O médico paulista Antonio Prudente, que um ano antes havia inaugurado o Hospital do Câncer A.C. Camargo em São Paulo, foi o escolhido para substituir Kroeff; Prudente permaneceu no cargo menos de um ano.[97] Intensificou-se a disputa por recursos públicos entre o Hospital do Câncer, que havia conseguido muita visibilidade por

69

meio das campanhas de arrecadação de dinheiro, e o IPPC. Em um debate realizado em novembro de 1956 na Assembleia Legislativa, o vereador Mário Câmara comunicou que o IPPC lutava contra a falta de dinheiro e não tinha recebido "a devida atenção dos poderes públicos". O vereador relatou que Jorge Erdelyi, um dos diretores, que tinha vendido o carro para comprar equipamentos, "em virtude de suas pesquisas" estava com câncer, cujo avanço procurava retardar usando remédios que ele próprio preparava.[98]

O IPPC ganhou fôlego com um acordo com o SNC para promover o combate à doença em São Paulo, mas logo depois, em 1958, Erdelyi morreu de câncer, agravando a situação do Instituto. Em 1960 os deputados debateram um projeto de lei para socorrer o IPPC financeiramente, mas dois anos depois, de acordo com as queixas de deputados, o auxílio financeiro não havia entrado no Plano de Ação do governador Carvalho Pinto. O IPPC encolheu rapidamente na década de 1960; os camundongos usados nos experimentos e uma técnica de laboratório foram transferidos para o centro de pesquisa do Hospital do Câncer, que se tornou um dos principais centros de atendimento e pesquisa do país.[99]

. . .

Márcia Maria Rebouças entrou no Biológico em 1958 como estagiária e foi contratada em 1961 como técnica de laboratório. Formou-se em Biologia, tornou-se pesquisadora científica e conviveu alguns anos com o Dr. Juvenal, como ela chamava Meyer. Em 2012, ela coordenava o Centro de Memória, um espaço amplo e arejado, com instrumentos antigos e vasos de orquídeas espalhados ao longo do corredor de quase dois metros de largura, no quinto andar. No outro lado do corredor em forma de u quadrado, funcionava o Laboratório de Anatomia Patológica, em um espaço hoje ocupado pelo Laboratório de Pragas Urbanas; a diretoria, ao lado, continua lá. O rigor e as manias dos pesquisadores a impressionavam: Paulo de Castro Bueno, chefe do laboratório, apontava o lápis sobre uma gaveta aberta e guardava ali as tiras de madeira. Como eram todos homens sisudos, ela demorou para perguntar por que ele fazia assim, mas um dia arriscou e ele explicou que aquele lápis tinha lhe servido por muito tempo e ele não poderia simplesmente abandoná-lo. Um dia ela viu Paulo Bueno chorando sob a chuva no vasto jardim do Instituto enquanto enterrava o cavalo que tinha usado durante muitos anos em suas pesquisas. Quando necessário, os pesquisadores dormiam no laboratório para não interromper os experimentos, mesmo morando perto; Meyer morava na mesma rua.

Meyer descreveu em 1962 o impressionante efeito cicatrizante da micelina em seis pessoas com úlceras crônicas de pele, gástricas e duodenais, algumas com uma recuperação completa logo após as primeiras injeções intramusculares diárias de 3 mililitros do medicamento de cor âmbar.[100] No ano seguinte, encerrando sua carreira científica, ele escreveu que o *Penicillium*, quando crescia em um meio nutritivo, deveria produzir substâncias capazes de deter a divisão celular; portanto, o câncer, ele raciocinava, deveria resultar da escassez de substâncias capazes de impedir a proliferação anormal das células; além disso, uma dieta rica em açúcares e carboidratos, ele concluía, poderia favorecer o crescimento de tumores.[101]

Mesmo depois de se aposentar do Biológico, em novembro de 1963, Meyer não esqueceu a micelina, que se transformou em um medicamento renomeado como Cariocilin, apresentado em junho de 1965 pela Kitasato Produtos Biológicos e Farmacêuticos, do Rio de Janeiro, como "um preparado farmacêutico usado no tratamento de úlceras do estômago e do duodeno e como auxiliar no tratamento do câncer". Em julho de 1966, outra empresa, a Kitacron Produtos Biológicos, anunciou no jornal *O Estado de S. Paulo* o lançamento do "Cariocilin (Micelina) – Inibidor de crescimento anaplásico do Prof. Dr. J. R. Meyer". O Cariocilin esteve sob acompanhamento do governo, por meio das autorizações de preço máximo publicadas no *Diário Oficial*, até 1991.[102] Meyer morreu de enfarto em 1970, aos 72 anos. Depois de produzir a micelina para os testes clínicos no Rio, Arêa Leão continuou estudando fungos, embora mais focado em ciência básica do que aplicada, e morreu logo depois, em 1971, aos 76 anos. Azevedo tinha morrido três anos antes, em 1968, aos 71. De todos, Kroeff foi o mais longevo, morrendo aos 92 anos, em 1983.

A linha de pesquisa em que trabalharam se mostrou profícua. De 1950 a meados de 1970, pesquisadores de universidades e de empresas farmacêuticas nos Estados Unidos, na Europa e no Japão identificaram e testaram vários antitumorais extraídos da cultura de fungos: a Bristol anunciou em 1962 o actinogan, um antitumoral obtido do *Streptomyces*; em 1968, uma equipe do Japão apresentou a iyomicina, antitumoral produzido pelo *Streptomyces phaeoverticillatus*; no ano seguinte outro grupo de pesquisadores japoneses apresentou os resultados dos testes da neocarzinostatina, extraído da cultura do *Streptomyces carcinostaticus*, em 17 pessoas com câncer, das quais sete mostraram melhorias no estado geral de saúde; em 1973 uma equipe da Universidade de Bratislava, Checoslováquia, descreveu um antibiótico antitumoral derivado do *Penicillium stipitarum*. Alguns desses antitumorais avançaram e hoje integram o tratamento quimioterápico contra câncer: doxorrubicina, actinomicina D, mitomicina e bleomicina, derivados do fungo *Streptomyces* e usados como inibidores do crescimento celular. A actinomicina D foi isolada por uma equipe da Universidade Federal de Pernambuco, produzida pelo Laboratório Federal de Pernambuco e distribuída para hospitais públicos (*ver adiante*). Além dos antibióticos antimicrobianos ou antitumorais, um dos poucos medicamentos derivados de fungos é a ciclosporina, imunossupressor produzido pelo *Tolypocladium inflatum* e usado para reduzir o risco de rejeição de órgãos.

As empresas farmacêuticas, principalmente as dos Estados Unidos, adotaram a experiência técnica e organizacional que adquiriram enquanto produziam penicilina no fim da Segunda Guerra Mundial para fabricar medicamentos contra câncer. A quimioterapia recuperou prestígio, voltou a atrair o interesse de cientistas e de agências de financiamento, e as drogas anticâncer começaram a ser anunciadas – as primeiras foram a 2-6 diaminopurina em 1949 e a 6-mercaptopurina três anos depois, ambas para tratar leucemias.[103]

Parte **2**

A ousadia de entender e combater o câncer

Em busca das origens do câncer

Uma herança indesejável

Hilário de Gouvêa, Rio de Janeiro, 1886

O médico mineiro Hilário Soares de Gouvêa tinha 29 anos em 1872 quando, no Rio de Janeiro, diagnosticou o primeiro caso de retinoblastoma, uma forma rara de câncer hereditário de retina, em um menino de dois anos.[104] Depois ele identificou a mesma forma de câncer no fundo do olho de duas das sete filhas do menino, que havia crescido e se casado. Ao rastrear esses casos, Gouvêa foi um dos primeiros médicos a encontrar – e provavelmente o que melhor documentou – uma característica do câncer que demorou décadas para ser explicada: a capacidade de mutações genéticas gerarem células anormais e serem transmitidas de pais para filhos. No fim do século XIX, o câncer ainda era visto como uma doença única, cujas causas possíveis, como a fuligem das chaminés e os vírus, começavam a ser debatidas. O conceito de gene, fundamental para entender a hereditariedade e o câncer, emergiu somente em 1900, com a redescoberta dos estudos do monge Gregor Mendel sobre a transmissão de caracteres em ervilhas, publicados em alemão na forma de livro em 1866.

Ao apresentar sua tese de doutoramento – sobre um tipo de doença dos olhos conhecida como glaucoma – no fim do curso de Medicina no Rio de Janeiro, Gouvêa notou um personagem ilustre na plateia: era o imperador D. Pedro II, um amante das artes e da ciência, que gostou do que viu e ofereceu uma bolsa de estudos para o jovem médico na Europa. Gouvêa aceitou, fez as malas e partiu. Em Heildelberg, na Alemanha, fez um treinamento médico intensivo, que incluía o uso do oftalmoscópio, aparelho de exame do interior dos olhos que seria importante no diagnóstico de retinoblastoma, que incide principalmente em crianças e, como ele indicou, poderia ser transmitida de pais para os filhos.

A relação entre câncer e hereditariedade ganhava consistência na Europa. Em seu tratado sobre tumores, publicado em dois volumes em 1866, o médico francês Paul Broca refez o percurso histórico do conceito de câncer – desde o médico romano Cláudio Galeno, que associava o surgimento de tumores ao estado de melancolia – e apresentava sua hipótese de que os tumores poderiam se formar muitos anos antes de os primeiros sintomas se manifestarem. Segundo ele, a predisposição do organismo para certas doenças poderia produzir o primeiro câncer, que produz infecção, que por sua vez produz os tumores secundários, caquexia e morte. Para mostrar a possibilidade de o câncer ser transmitido em uma mesma família, um fenômeno que muitos médicos consideravam apenas coincidência, Broca listava as 16 mortes causadas por câncer de mama em cinco gerações da família de sua mulher entre 1788 e 1856. O conceito era importante, mas o exemplo não: os casos não haviam sido documentados, o câncer de mama é relativamente comum – seu aparecimento em uma linhagem familiar pode ser ao acaso – e os portadores de genes causadores de câncer de mama podem nunca desenvolver a doença, dificultando as análises.[105] Pouco depois Gouvêa ofereceu uma evidência mais consistente de uma causa genética hereditária do câncer.

Gouvêa voltou ao Rio em 1870 e dois anos depois identificou o primeiro caso de retinoblastoma herdado. Ele diagnosticou um retinoblastoma no olho direito de um menino de dois anos, fez a retirada cirúrgica do olho e a análise patológica confirmou o diagnóstico de glioma da retina, como o retinoblastoma era então conhecido. O menino cresceu e se casou com uma mulher sem histórico familiar de câncer. Dos sete filhos, duas meninas tiveram o mesmo tipo de câncer na retina. A primeira foi diagnosticada aos dois anos de idade, foi operada, mas apresentou uma remissão no mesmo lado e depois um tumor no outro olho. A segunda menina foi diagnosticada aos cinco meses de idade com retinoblastoma nos dois olhos. Os pais, possivelmente frustrados com o resultado da cirurgia da primeira filha, recusaram-se a operar a segunda. As duas meninas morreram de câncer.

Gouvêa relatou suas descobertas em 1886 nos *Boletins da Sociedade de Medicina e Cirurgia do Rio de Janeiro*. Ele tinha descoberto uma forma familiar de retinoblastoma, em que as crianças têm um histórico familiar – pais, irmãos, primos ou parentes com essa doença – e quase sempre desenvolvem tumores nos dois olhos. O retinoblastoma também apresenta uma forma esporádica, em crianças sem histórico familiar da doença, que geralmente têm tumor em apenas um olho.[106] Seu relato, embora sugerisse uma causa genética do câncer, permaneceu praticamente ignorado, já que casos similares eram muitos raros, como Broca havia alertado em seu tratado, dificultando a verificação dessa hipótese.

Em 1908, em um congresso em Heidelberg, Gouvêa notou que seus colegas não tinham lido seu artigo, publicado em português, e decidiu escrever uma nota na revista *Annales d'oculistique*. Publicada em 1910, a nota reiterava sua descoberta, depois de pelo menos quatro outros médicos terem descrito casos de retinoblastoma na mesma família; o relato mais antigo teria sido publicado em 1868 em uma revista médica alemã. Gouvêa parece ter sido o primeiro a diagnosticar todos os casos descritos, em vez de apenas confiar em relatos orais dos familiares, e confirmar os diagnósticos por meio de exames patológicos. Não há registros de que ele tenha feito outras observações sobre a transmissão hereditária do câncer.

Situações como essas motivavam propostas de planejamento familiar e eugenia. Em 1941, o médico Carl Weller, dos Estados Unidos, classificava as causas do câncer como extrínsecas (ambientais e infecciosas) e intrínsecas (genéticas); o retinoblastoma era um exemplo ideal para estudar as causas intrínsecas. Weller sugeria que os pais de uma criança com essa forma de câncer não deveriam ter mais filhos, as crianças com essa doença deveriam ser esterilizadas, para evitar que seus filhos nascessem com o mesmo problema, e os membros assintomáticos de famílias com casos de retinoblastoma deveriam ser informados sobre a possibilidade de seus filhos terem essa doença e aconselhados a não se casarem.[107]

Gouvêa, que foi professor e diretor da Faculdade de Medicina do Rio do Janeiro, era uma das autoridades máximas em Oftalmologia no Brasil na época: os jornais noticiavam suas idas a Paris, a São Paulo ou a Campinas, uma cidade muito importante do interior paulista no fim do século XIX.[108] Gouvêa participou como médico dos protestos de 1893 que marcaram o fim da Monarquia e a implantação da República. Suas ligações com a Monarquia serviram como justificativa para a acusação de ter fornecido armas aos rebeldes sob o disfarce de assistência médica. Ele foi preso, mas conseguiu escapar, descendo pela janela da prisão por meio de uma corda feita de lençóis e passando pelas forças republicanas disfarçado de mendigo. Foi de navio para Buenos Aires e voltou rapidamente ao Rio para se unir à família e se exilar em Paris. Anos depois voltou ao Rio, participou das campanhas de combate contra febre amarela e tuberculose, então dois graves problemas de saúde pública, e morreu em 1923 de complicações relacionadas ao diabetes, sem ter visto uma explicação para o que tinha visto nos olhos das crianças.[109] A causa do retinoblastoma se tornou clara somente em 1971: é a inativação de um gene supressor de tumor. O câncer é hoje visto como uma doença genética, causada por defeitos não corrigidos na molécula de DNA, que fazem as células se multiplicar de modo descontrolado, e por mutações específicas, associadas a vários tipos de tumores, como o de mama, e a síndromes como a de Li Fraumeni, doença hereditária rara caracterizada pela ocorrência de vários tipos de tumores na mesma pessoa.

Os caçadores de micróbios

Domingos Freire, Rio de Janeiro, 1887
Eugène Doyen, Paris, 1900
Francis Rous, Nova York, 1910

Depois de Louis Pasteur na França, Robert Koch na Alemanha e outros cientistas terem demonstrado que doenças infecciosas como a raiva, a tuberculose, a sífilis e a lepra eram produzidas por microrganismos, a hipótese de o câncer também ser causado por um micróbio parecia correta; era preciso apenas demonstrá-la, encontrando o agente causador e provando que de fato provocava tumores.

O médico francês Gustave Nepveu afirmou em 1872 que havia encontrado o *Micrococcus*, o suposto agente causador de câncer, em um tumor de pele. Gustave Rappin, outro médico francês, foi além e assegurou em 1886 que teria cultivado *Micrococcus* retirados de 13 tumores; o problema é que ele não conseguiu provar que esses microrganismos eram realmente o agente causador: não produziam câncer quando inoculados em animais de laboratório. Cada um adotava seus próprios métodos de trabalho, raramente detalhados ou comparados, apresentava seus resultados com alarde e ainda tinham liberdade total para nomear os micróbios que encontravam, mas seguiam os preceitos de Koch, que estabeleciam que um microrganismo poderia ser considerado a causa de uma doença somente se pudesse ser isolado e se, aplicado em um animal sadio, provocasse efetivamente aquela doença.[110]

Feliz por se antecipar aos colegas europeus, o médico carioca Domingos José Freire Jr., professor de Química Orgânica na Faculdade de Medicina do Rio de Janeiro, anunciou em 1887 que tinha descoberto o agente microbiano causador do câncer: ele teria retirado microrganismos do chamado suco canceroso do tumor de pessoas com câncer e os inoculado em animais, que depois teriam apresentado tumores similares aos das pessoas. Segundo ele, as análises dos tecidos dos animais confirmavam as conclusões, bastante similares às que o médico alemão Ernest Scheurlen apresentou naquele mesmo ano. Começou então um acirrado debate para ver quem de fato descobrira o tal micróbio, o que garantiria um lugar na história, talvez ao lado de Pasteur e Koch. A descoberta era reivindicada também pelos franceses e pelo italiano Giuseppe Sanarelli, que dez anos depois disputou com Freire a descoberta do agente causador da febre amarela.

Freire reivindicou a prioridade da descoberta do chamado bacilo do cancro em um comentário publicado em janeiro de 1888 na *Gazeta Médica da Bahia*, no qual apresentou as publicações do ano anterior na França e no Rio que atestavam seu pioneirismo e contestou os resultados do médico alemão que dizia ter sido o pioneiro. Todos os artifícios da propaganda pareciam válidos para serem reconhecidos. Em fevereiro de 1888, a revista médica francesa *L'Électrothérapie* publicou uma nota sobre uma carta de Freire lida em dezembro de 1887 em um congresso médico de Berlim. A carta informava que Freire havia publicado em 1887 o livro *Premières études expérimentales sur la nature du cancer*, em que relatava ter chegado às mesmas conclusões de Scheurlen e demonstrado a ação do micróbio em animais experimentais, enquanto Scheurlen teria apenas confirmado os experimentos do médico brasileiro.[111] Logo depois, em maio de 1888, um artigo da *Gazeta Médica da Bahia* equiparava os resultados de Scheurlen aos de Rappin, obtidos anos antes, e considerava o trabalho de Freire, mas reconhecia que os micróbios eram todos muito parecidos entre si e as evidências ainda não eram suficientes para uma conclusão definitiva.[112]

Freire era bastante conhecido por sua atuação contra febre amarela, uma causa comum de morte naquela época. Com uma versão atenuada do bacilo da febre amarela, que dizia ter identificado e chamou de *Cryptococcus xenogenicus*, ele preparou uma vacina que começou a aplicar em pessoas em 1883, com autorização da Junta Central de Higiene Pública. Essa foi uma das primeiras vacinas – talvez a primeira – para seres humanos no Brasil; as de Pasteur ainda se limitavam a animais, como a usada contra cólera em galinhas. Seus colegas e inimigos contestavam sua abordagem e seus resultados. Um pesquisador do Museu Nacional, João Batista de Lacerda, apresentou em junho de 1883 à Academia de Medicina o que ele considerava *a verdadeira causa da febre amarela*, o *Fungus febris flavae*, outro microrganismo comum nos trópicos –, mas Freire avançava, principalmente após ser nomeado presidente da Junta Central de Higiene Pública. Os jornais anunciavam suas visitas a Campinas e São Paulo, que ele aproveitava para vacinar as pessoas, e os testes da vacina, cujos efeitos colaterais, dizia-se, eram mínimos, apenas dores, atordoamento e náuseas. A vacina era aplicada principalmente em imigrantes espanhóis e italianos recém-chegados, moradores de cortiços e crianças de poucos meses a 12 anos.[113]

O próprio Freire enviava relatórios descrevendo seus avanços a autoridades do governo e a outros médicos e a jornais. Em 1885 *A Provincia de São Paulo* publicou uma carta do secretário da Associação de Saúde Americana elogiando seu trabalho e contando que o Congresso dos Estados Unidos nomearia uma comissão para estudar como suas descobertas poderiam ser utilizadas naquele país. Com prestígio crescente, Freire foi nomeado para divulgar a vacina contra febre amarela em congressos médicos dos Estados Unidos e da Europa. Ele continuou aplicando a vacina – 418 pessoas foram vacinadas no verão de 1883, 3.051 no verão seguinte e 3.576 no final de 1888 e início de 1889; de 1893 a 1894, 12.329 pessoas foram vacinadas – até que uma comissão do governo visitou seu laboratório para avaliar seus métodos de produção, mas não chegou a conclusões definitivas sobre a eficácia da vacina.[114]

Freire havia se tornado uma autoridade mundial em febre amarela e em câncer. Seus estudos – e os de Scheurlen – serviram de base para Luiz da Câmara Pestana escrever sua tese de doutoramento "O micróbio do carcinoma", apresentada em 1889 na Escola Médico--Cirúrgica de Lisboa. Pestana procurava uma resposta para a grande dúvida daquela época: se o câncer resultava de uma causa interna – uma predisposição do organismo, que faria a célula, "por uma aberração evolutiva", como ele dizia, se transformar em "um elemento estranho e ruim, enxertando-se e reproduzindo-se por toda a parte, dando lugar às neoplasias primárias e secundárias" – ou externa, resultante da ação de um micróbio que, pela irritação constante, daria origem ao tumor. Ele encontrou microrganismos em tumores cedidos por outros médicos, fez várias culturas do chamado bacilo do carcinoma e o inoculou em coelhos. Os tumores em geral levavam os animais à morte. Pestana, por fim, não conseguiu isolar um agente microbiano que pudesse ser associado ao câncer e concluiu que ainda restava "um largo e escabroso caminho a percorrer" até se afirmar com segurança a causa dos tumores malignos.[115] Em 1903, na Escola Médico-Cirúrgica do Porto, Carlos Lemos também não conseguiu identificar um agente causador do câncer, mas argumentou que tinha observado microrganismos em todos os tumores examinados e que a malignidade e a evolução do câncer dependiam do número de parasitas. Focado em parasitas, ele concluiu que os microrganismos responsáveis pelo câncer eram um grupo de protozoários hoje conhecidos como amebas.[116]

Os caçadores de micróbios não estavam totalmente errados: não existe *um* micróbio causador do câncer, mas os microrganismos podem, sim, causar tumores. Hoje se sabe que os microrganismos podem atuar de dois modos. No primeiro, como agentes causadores, ao provocar lesões que, como os médicos do final do século XIX afirmavam, favorecem o crescimento de células tumorais; os microrganismos são apontados como responsáveis por cerca de 20% dos casos de câncer, a exemplo do papiloma vírus humano, HPV, associado ao câncer de colo de útero, e da bactéria *Helycobater pylori*, ao câncer de estômago. No segundo, como agentes oportunistas, colonizando tecidos ocupados por células tumorais, nos quais as defesas do organismo estão debilitadas.[117]

. . .

Eugène Doyen

Depois de ter projetado dispositivos para melhorar o funcionamento das máquinas fotográficas, aprimorado técnicas e instrumentos cirúrgicos e sido um dos primeiros a filmar cirurgias para fins didáticos, o médico francês Eugène-Louis Doyen começou em 1901 a aplicar em pessoas uma vacina feita a partir de um agente causador do câncer, que ele dizia ter isolado. Criativo e polêmico, indiferente aos médicos que contestavam suas inovações, Doyen prezava sua independência a ponto de ter recusado um convite para integrar a equipe de Pasteur. Como não conseguia fundos públicos, ele próprio financiava suas pesquisas no Instituto Doyen, em Paris, cobrando caro da clientela rica que o procurava em seu consultório particular. Cirurgião de fama mundial, enriqueceu depois de comprar uma vinícola em que produzia champanhe.[118]

Em 1900, Doyen obteve do leite de vaca cultivado com fragmentos de tumores uma cultura pura de micróbios que se apresentavam na forma de corpos móveis esféricos: ali estava, a seu ver, o agente causador do câncer, que ele chamou de *Micrococcus neoformans*. Os jornais lhe deram espaço, enquanto os cientistas o olharam com desconfiança. Doyen seguiu adiante, usou o micróbio que havia identificado para formular uma vacina similar às de Pasteur contra antraz e de Kock contra tuberculose e a testou em ratos, cães e macacos, verificando que poderia deter o crescimento de tumores. Ele não venceu o ceticismo de outros médicos que ouviam falar de seus avanços ou viram suas apresentações na Academia de Medicina de Paris em 1901 ou no Congresso Internacional de Medicina de Madri em 1903, mas usou a vacina para tratar 125 pessoas de 1901 a 1904.

Doyen descreveu casos de cura de vários tipos de câncer após três anos de tratamento e apresentou duas conclusões impressionantes. A primeira é que o câncer não era mais uma doença incurável. A outra é que os resultados obtidos com a vacina, usada somente nos casos de câncer confirmados, mostravam a possibilidade de obter imunidade preventiva, sob o argumento de que "a vacinação antineoplásica é o único tratamento geral capaz de lutar contra a extensão profunda do câncer".[119] Houve alguns problemas. Os casos de sucesso escassearam e os médicos de Londres, a quem ele havia doado algumas ampolas de seu medicamento, verificaram que o *Micrococcus* era um organismo saprófito comum em qualquer pessoa, sadia ou doente. As queixas não impediram que o *Micrococcus* se tornasse conhecido como *micróbio de Doyen*, por analogia ao *bacilo de Koch*, e levasse Doyen à glória. A vacina anticâncer foi bastante utilizada na França e em outros países, mas médicos franceses famosos afirmaram em um parecer que Doyen tinha sido "uma vítima da ilusão que tão frequentemente induz os inventores a confundir suas expectativas com a realidade".[120]

Doyen, que se considerava o Pasteur do câncer, escreveu bastante, com base em seus próprios experimentos; seu livro de 1904 sobre origem e tratamento de câncer tem 341 páginas e outro, de 1909, 400. Ele escreveu também sobre imunologia, examinando as formas pelas quais o organismo se defendia contra bactérias que poderiam causar câncer ou tuberculose.[121] Muitas de suas conclusões são bastante atuais. Ele apresentava o câncer como uma doença infecciosa crônica, que poderia ser induzida por meio da injeção de microrganismos, e se desenvolvia mais facilmente em células que haviam sido irritadas por infecções anteriores.[122] No livro de 1909 ele afirmou que "a gênese dos tumores é a expressão de um ato de defesa do organismo contra a invasão de um germe patológico" e explicava a transformação de tumores benignos em malignos, que Ehrlich e seus assistentes já tinham verificado em Berlim, como um resultado da vitória dos germens causadores do câncer sobre as células de defesa do organismo.[123]

Doyen assegurava que a radioterapia era ineficaz para tratar câncer, embora essa conclusão, ele reconhecia, desencorajasse as pessoas com câncer e incomodasse outros médicos; quando ele morreu, em 1916, aos 58 anos, o *New York Times* lembrou que ele havia chamado de charlatães os médicos que indicavam a radioterapia como forma eficaz de tratar o câncer.[124] A melhoria propiciada pela radioterapia, ele argumentava, era "absolutamente ilusória", porque esse tipo de tratamento poderia agravar os casos de câncer profundos e causar queimaduras de cicatrização difícil ou alterações irremediáveis em gânglios linfáticos. Para ele, a destruição dos gânglios linfáticos pelos raios X poderia fazer o câncer se espalhar pelo organismo. A radioterapia deveria ser usada com moderação, para destruir os tumores superficiais sem atingir as células saudáveis. As células tumorais, ele ressaltava, são mais resistentes que as saudáveis.[125]

Doyen examinou os efeitos dos três componentes da radiação: o raio alfa, de carga elétrica positiva, e o beta, de carga negativa, não eram penetrantes, enquanto o raio gama, uma onda vibratória, poderia causar queimadura local, favorecendo o crescimento de células tumorais.[126] Ele valorizava um enfoque abrangente, mais tarde chamado de imunoterapia, mais do que um ataque direto às células tumorais: "É evidente que toda medicação que ative a resistência vital pode agir, no caso do neoplasma maligno, para aumentar o estado geral, do mesmo modo que a noção comum de que as grandes depressões físicas e morais são eminentemente favoráveis à rápida evolução do câncer". Doyen valorizava as defesas do organismo, que, ele acreditava, poderiam ser reforçadas, com a mesma abordagem e resultados similares aos de Pasteur e Kock.

Além da vacina anticâncer, Doyen desenvolveu a Mycolysine para uso humano e a Phagédine para uso animal, ambas produzidas a partir de um extrato de fungo e destinadas a estimular as defesas do organismo. Os dois compostos foram usados em pessoas, avaliados positivamente em animais em laboratórios de outros cientistas e produzidos em uma fábrica destruída em 1944, durante a Guerra.[127]

. . .

Francis Rous

O início de uma reportagem do *New York Times* de 14 de fevereiro de 1912 – com o título "Pista de parasita como causa de câncer" e o subtítulo "Dr. Rous encontra evidência que doença não é orgânica, como se acreditava" – era uma provocação a dois médicos alemães, Ehrlich e August Von Wassermann, que teriam de "mudar suas convicções de que se trata de uma doença de origem orgânica". Experimentos em galinhas realizados por Peyton Rous no Instituto Rockefeller de Pesquisa Médica de 1910 a 1912 tinham indicado que "tumores malignos são causados por um minúsculo parasita não observável pelo mais potente microscópio". Rous teria encontrado "um sarcoma transmissível, extremamente maligno, e com a tendência a se multiplicar por todo o organismo".[128]

Em 1909, logo após ser contratado no Rockefeller, Rous tinha recebido uma galinha com um tumor grande no peito para examinar. Ele verificou que pequenos pedaços do tumor voltavam a crescer quando transplantados para galinhas da mesma raça. Tumores de aves não eram novidade, mas nunca tinham sido transmitidos de um animal a outro. Os tumores, ele verificou, eram causados por um agente filtrável, como as viroses eram conhecidas. Seus achados, publicados em 1910 e 1911 na *Journal of Experimental Medicine*, inicialmente ganharam pouca atenção, mas depois foram valorizados, abriram o campo da virologia tumoral ou oncovirologia e permitiram a identificação dos oncogenes, genes que, se alterados, promovem a multiplicação descontrolada das células.[129]

Ao receber o Prêmio Nobel de Fisiologia ou Medicina em 1966, aos 87 anos, Rous lembrou que não foi ele o primeiro a encontrar vírus capazes de induzir tumores. Em 1908, Oluf Bang e Vilhelm Ellerman, na Dinamarca, relataram um agente filtrável que poderia transmitir leucemia entre galinhas. Médicos e cientistas, porém, ignoraram a descoberta, porque a leucemia ainda não era reconhecida como uma forma de câncer.[130]

Uma visão ampla e crítica sobre o câncer

Alfredo Pimenta Bueno, Rio, 1927

O câncer é uma doença que independe de uma causa específica e faz as células perderem suas funções características e regredirem ao estado embrionário, quando são pouco diferenciadas entre si. É também o resultado do acúmulo de ácidos – uma acidose – no interior da célula, com o consequente aumento da condutibilidade elétrica, que prejudica o funcionamento normal do organismo. O acúmulo de água é uma consequência da acidose nas células tumorais, como nas embrionárias.[131] Encadeando fenômenos biológicos até chegar a conclusões como essas, o médico paraense Alfredo Leal Pimenta Bueno, professor de Física Médica na Faculdade de Medicina de Belo Horizonte, hoje ligada à Universidade Federal de Minas Gerais, apresentou o câncer de modo amplo, examinando-o do ponto de vista da Embriologia, da Bioquímica e do funcionamento celular em um livro publicado em 1926 e em uma série de 28 artigos publicados de 1927 a 1928 na revista *Brasil Médico*.[132]

Em uma época em que a prioridade era estabelecer novas formas de tratamento para uma doença cujo alcance populacional se expandia,[133] Pimenta Bueno foi um dos raros médicos brasileiros a pensar e escrever intensamente sobre as possíveis origens do câncer, em busca de uma visão crítica e integrada dos fenômenos responsáveis por seu surgimento e evolução. Algumas causas – ou indicações de causas – do câncer eram bem antigas. O médico inglês Sir Percival Pott observou em 1775 que um tipo de câncer de pele era mais comum entre os limpadores de chaminés, mas por 150 anos ninguém fez nada com essa observação. A revolução industrial aumentou a exposição dos trabalhadores a produtos cancerígenos como o alcatrão e piorou a situação.[134] No início do século XX já se sabia que algumas substâncias químicas causavam câncer, mas as moléculas isoladas que pudessem ter esse efeito não tinham sido identificadas. Em um estudo pioneiro, dois pesquisadores japoneses, Katsusaburo Yamagiwa e Koichi Ichikawa, em 1914 induziram a formação de tumores passando repetidamente alcatrão sobre a pele de orelhas de coelhos, confirmando as observações de Pott.[135] Só 15 anos após o experimento dos dois japoneses é que o benzoantraceno foi identificado como o princípio ativo do alcatrão capaz de induzir câncer.[136] As origens mais profundas do câncer começavam a ser pensadas, principalmente na Europa. O biólogo alemão Theodor Boveri propôs em 1914 que alterações no número de cromossomos poderiam resultar em células anormais.[137]

Neto de José Antonio Pimenta Bueno, I Marquês de São Vicente, Pimenta Bueno nasceu provavelmente em 1886 em Belém, no Pará, para onde seu pai tinha se mudado.[138] Um dos sinais de sua inquietação intelectual é o aparelho que criou para medir pressão arterial, um *Sphygmo-oscilometro manometrico*, do qual requisitou uma patente em 1922. O médico e escritor mineiro Pedro Nava lembrava-se que Pimenta Bueno, seu professor no curso de Medicina, "falava bem, numa voz clara e era senhor de dicção invejável".[139]

Seus textos científicos preservaram a retórica da sala de aula. Em seu livro de 1926, Pimenta Bueno apresentava o resultado de dez anos de estudos e anunciava: "Eu pude chegar a uma serie de conclusões originaes, tendo por base principios geraes de physiologia normal e pathologica". Eram as *correlações hemáulicas*, expressão que ele havia criado para designar as reações orgânicas, vistas como um conjunto de atos fisiológicos sinérgicos, decorrentes das variações da circulação sanguínea em cada tecido, em resposta a estímulos nervosos ou hormonais; a expressão era o título do livro de 76 páginas, impresso no Rio de Janeiro, mas não há sinais de que tenha sido adotada por outros além dele próprio.[140]

Pimenta Bueno via qualquer atividade do organismo como "um phenomeno de energetica", que implicava um desequilíbrio de energia ou "transformação de um certo potencial em energia actual ou dynamica, portanto em uma degradação energética"; o material energético seriam as substâncias nutritivas que abastecem o organismo para necessidades imediatas ou futuras; de modo mais amplo, o equilíbrio do organismo dependeria da circulação sanguínea, que transporta os nutrientes. Para ele, os fenômenos orgânicos seguiam um princípio da termodinâmica, o da conservação de energia: a quantidade de energia que circula em um sistema de corpos em equilíbrio como o organismo é constantemente a mesma; a célula não poderia criar nem destruir energia, era apenas um transformador de energia. Ele argumentava que os tumores lançavam na circulação sanguínea os resíduos de seu metabolismo, que aceleravam a atividade celular, culminando na caquexia, a perda involuntária de peso e de ânimo que pode acompanhar o câncer.[141]

Nos artigos na *Brasil Médico*, Pimenta Bueno apresentava as bases conceituais para entender o surgimento, a evolução e a expressão de tumores, com longas argumentações e citações em francês e em italiano de livros sobre Embriologia, Citologia, Fisiologia, Física, Química e Bioquímica; seus autores são citados apenas pelo sobrenome, como Masson, Wolf, Roussy, Bainbridge, Stanley, Ball, Roy, Barbaci, Loeb, Delage, Goldschimidt, Canoy, Lebrun, Van Durme, Rückert, Menetrier, Pantin, Geylard, Portier, Woglom, Ritchie, Gauducheau, Chambers, Reiss, Garner, MacDougal, Czaja, Pearsal, Priestlev, Vant'Hoff, Vries, Friedman e Shönfeld.[142] Apesar de tratar a todos com deferência, ele não hesitava em questionar os pressupostos conceituais estabelecidos por médicos europeus. Um exemplo de contestação se refere a modificações no protoplasma, o nome antigo da parte líquida do citoplasma, subestimadas pelo belga Albert Brachet, professor de embriologia da Universidade de Bruxelas, em um trecho do *Tratado de embryologia dos vertebrados*, de 1921, uma das raras referências completas em seus artigos: "O eminente Brachet confunde conscientemente organização do protoplasma com sua composição physicochimica; e si isso, á primeira vista, parece uma banalidade, todavia não o é de facto; compreende-se que qualquer modificação na composição physico-chimica da cellula importa, *desde logo e consequentemente,* na modificação da organização do protoplasma".[143]

Um raro rigor crítico e às vezes cáustico transborda de seus textos. No primeiro artigo, ao apresentar seu plano de entender as origens e a evolução do câncer, ele incitava médicos e cientistas a serem mais ousados, alertando-os que não bastava acumular fatos, produzir tumores em animais de laboratório, escrever "enxertos de volume igual ao de um elephante" e saber diferenciar os tipos de tumores: "É necessário poder animar os factos recolhidos pela observação com o divino sôpro da sabedoria, construindo sobre elles as leis e os principios que, afinal, são a crystallização de nosso proprio saber sobre as cousas naturaes...". Pimenta Bueno reconhecia que a Medicina ainda não contava com todos os conceitos necessários para examinar as origens do câncer, mas se sentia à vontade para enfrentar esse desafio exatamente por pensar de modo independente: "Jamais reverenciei as ideias e os conceitos pela sua origem; jamais bajulei servilmente, na inconsistencia da preguiça ou da inercia intellectual, nem os maioraes da Sciencia nem as conclusões alheias, fossem ellas de que origem fossem...". Em seguida ele lembrava que "tambem os outros podem cair em erro...".

Seu propósito inicial era entender como os agentes biológicos (microrganismos), químicos, físicos ou ambientais atuavam no organismo de modo a acionar os mecanismos que conduziriam os tecidos ao câncer. Vendo que não havia uma causa específica, ele relatou: "Os canceres independem do agente provocador". O câncer, concluiu, poderia surgir até mesmo sem nenhuma causa conhecida ou aparente,[144] nesse ponto concordando com a noção de que poderia haver uma predisposição do organismo, a chamada diátese, de que outros médicos já falavam. Ele enfatizava o uso integrado dos conceitos de Química, Física, Físico-Química, Bioquímica, Biologia, Patologia, Fisiologia e Histologia para se ter uma visão ampla do câncer. Sua atenção focava-se ora no funcionamento celular, ora em todo o organismo.[145]

Nos artigos seguintes, Pimenta Bueno examinou o câncer como uma síndrome, que poderia se manifestar localmente, em um órgão ou tecido mais sensível, de modo espontâneo ou induzido, por exemplo, por uma irritação. O crescimento das células tumorais dependeria do metabolismo dos órgãos e dos sentidos, mais exatamente do excesso de nutrição local, a hiperemia, o aumento da quantidade de sangue em um tecido.[146] Ao ver que doenças como a catarata, a perda da transparência do cristalino do olho, poderiam ser causadas pelos mesmos agentes físicos, como o calor, raios ultravioleta ou raios X, ele concluiu que o câncer resultava da destruição de proteínas celulares, causado pela hiperidratação dos tecidos; como se verificou muitas décadas mais tarde, o crescimento das células tumorais implica, de fato, a destruição das células normais, essencialmente por espalhamento de substâncias ácidas e de fatores de contenção de crescimento das células sadias vizinhas às tumorais, aparentemente não por acúmulo de água. A partir desse raciocínio, Pimenta Bueno chamou a catarata de câncer do cristalino, no qual até aquele momento ainda não havia sido identificado nenhum outro tipo de tumor, mas hoje se sabe que a catarata não está ligada ao câncer.[147]

Por limitações conceituais e instrumentais, Pimenta Bueno não pôde confirmar ou retificar suas conclusões, mas muitas delas estavam corretas. O bioquímico alemão Otto Warburg tinha descrito em 1924 os mecanismos próprios de produção de energia (glicose) das células tumorais, resultando em resíduos ácidos que, ao se espalharem, prejudicam as células sadias. Em seu livro de 1935, Antonio Prudente mencionou a acidose como uma característica dos tecidos tomados por células tumorais. Sessenta anos depois, nos Estados Unidos, Robert Gatenby apresentou sua hipótese sobre a evolução do câncer, argumentando que a acidez – o excesso de íons hidrogênio (H^+) – poderia selecionar as células tumorais, deixando apenas as mais resistentes, e eliminar as células sadias próximas.[148]

Pimenta Bueno reconhecia que, nas células tumorais, os cromossomos estavam desorganizados e apresentavam uma atividade mais intensa que nas células normais,[149] mas a compreensão dos mecanismos genéticos e hereditários do câncer só seria possível a partir de 1953, com a descoberta da estrutura da molécula de DNA, cujas mutações favorecem o crescimento de tumores.

AS RAÍZES DA CIÊNCIA

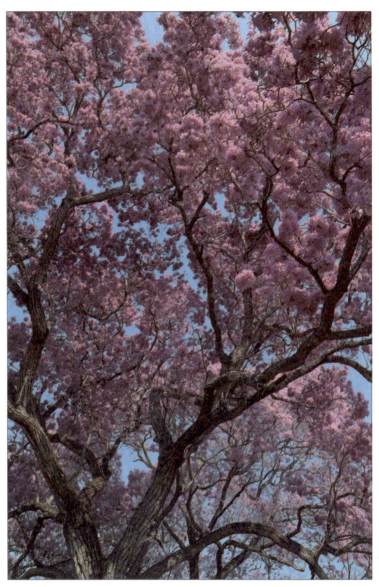

Cientistas de Recife extraíam o lapachol, um antitumoral, da parte mais interna da casca do ipê-roxo.

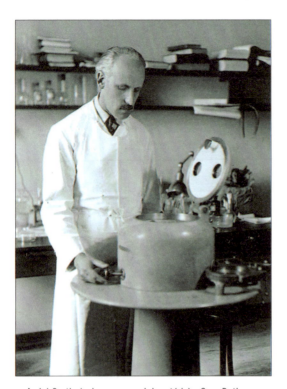

André Gratia (acima, em seu laboratório) e Sara Dath identificaram a ação antibacteriana do *Penicillium glaucum* em 1924 em Bruxelas.

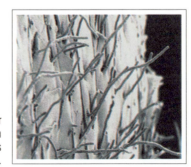

Quatro anos depois, em Londres, Alexander Fleming verificou o mesmo efeito com o *Penicillium notatum* (ao lado, hifas crescendo em ágar).

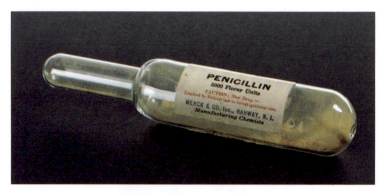

CUIDADO — Nova Droga, limitada por lei federal somente para uso em pesquisa, alerta o rótulo desta ampola com penicilina testada nos Estados Unidos em 1942 e 1943.

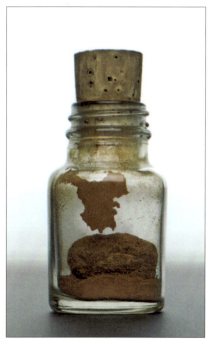

Vidro com penicilina produzida em Londres em 1943 para os primeiros testes clínicos. A cor amarelada do pó se deve a impurezas.

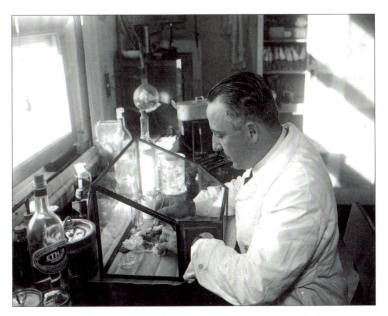

Juvenal Ricardo Meyer em seu laboratório no Instituto Biológico, década de 1940.

Com uma combinação de três espécies de fungos — *Aspergillus flavus* (ao lado), *Penicillium notatum* e *Pestalozzia* sp. —, Meyer desenvolveu a micelina, testada em pessoas com câncer no Rio de Janeiro e em São Paulo.

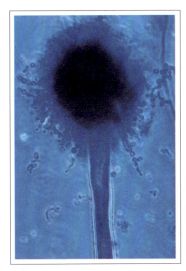

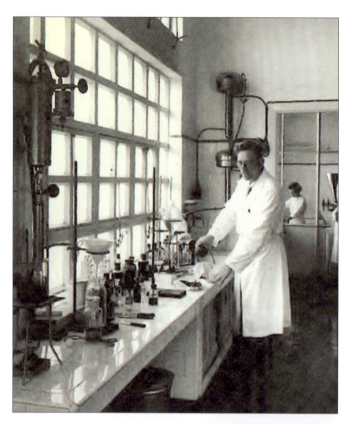

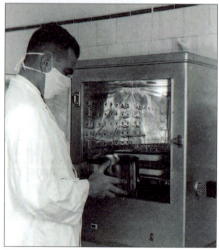

Pesquisadores e laboratórios do Instituto Paulista de Pesquisas sobre Câncer, onde Meyer produzia a micelina e a aplicava em pessoas com câncer, nas décadas de 1950 e 1960.

CIENTISTA DIZ À CÂMARA QUE IPÊ CURA O CÂNCER

Correio da Manhã, Quinta-feira, 21 de setembro de 1967

Universidade de Pernambuco examina asparagina e dirá em 2 meses se cura câncer

Jornal do Brasil, terça-feira, 30-7-68

Notícias como estas — no *Correio da Manhã* em 1967, no *Jornal do Brasil* em 1968 e em *O Estado de S. Paulo* em 2014 — atestam a odisseia da pesquisa de novos medicamentos no Brasil.

Butantã vai testar droga contra o câncer em humanos

Remédio produzido a partir de uma proteína extraída da saliva de carrapato levou à regressão de tumores em camundongo e coelho

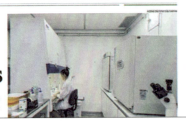

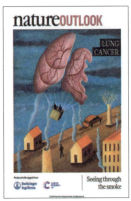

Revistas científicas como a *Nature*, da Inglaterra, acompanham os avanços científicos e clínicos na luta contra o câncer.

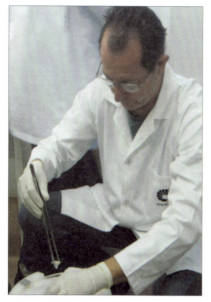

Iseu Nunes em um dos estudos de avaliação do P-Mapa contra o câncer, em 2013.

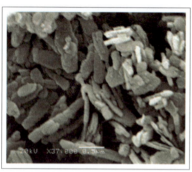

Nanocristais de P-Mapa homogeneizados sob pressão, ampliados 37 mil vezes, e um vidro com os cristais puros.

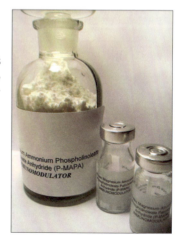

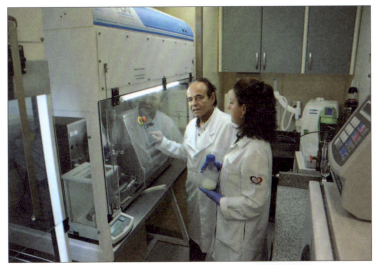

Raul Maranhão e Débora Deus, supervisora do laboratório, com um frasco com solução de partículas LDE (à direita, ampliadas cerca de 5 mil vezes).

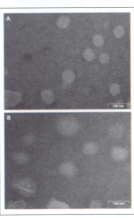

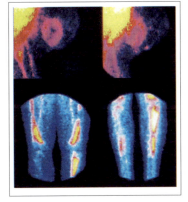

Em um exame de cintilografia, as LDE (em rosa) concentram-se em tumores de mama e nas metástases ósseas das pernas (tecido normal em azul)

Os danos do hábito de fumar

Angel Roffo, Buenos Aires, 1930

Ao chegar a Buenos Aires em 1940, o médico inglês George Turner se admirou ao ver as ruas espaçosas, as quadras amplas e os jardins públicos: a capital da Argentina era uma das maiores e mais ricas cidades da América do Sul, uma Paris dos trópicos. Ele se impressionou também com o trabalho de Angel Honório Roffo, diretor e pesquisador principal do Instituto de Medicina Experimental, na periferia da cidade. Turner notou o interesse de Roffo por câncer de pele. "Por um exame de pele com uma lâmpada especial ele detecta os casos em que os depósitos de colesterol mais densos sugerem uma tendência para desenvolvimento maligno", relatou Turner. Cinco anos depois, Roffo propôs o uso de berinjela para reduzir o colesterol, com base em seus experimentos em coelhos.[150]

Em laboratório, Roffo e sua equipe analisavam o efeito de tabacos de vários países, dos quais extraíam uma substância oleosa preta e espessa, que deveria conter o agente causador de câncer e era pincelada sobre a pele de animais para induzir a produção de tumores e caracterizar um processo biológico que deveria se passar também com as pessoas.[151] Roffo foi um dos primeiros médicos a chamar atenção para a ligação entre o hábito de fumar e a maior incidência de câncer e um dos primeiros cientistas no mundo a identificar substâncias do tabaco que poderiam causar câncer: em artigos publicados em 1930 e 1931 ele demonstrou que o tabaco poderia induzir a leucoplasia, a formação de placas brancas no interior da boca, mais comum em fumantes, podendo converter-se em tumores, e câncer de pele em coelhos.[152]

Nascido em 1882 em Buenos Aires, Roffo era professor de Anatomia Patológica na Universidade de Buenos Aires em 1912 quando assistiu a uma apresentação na Academia Nacional de Medicina sobre pesquisa experimental de câncer em modelos animais. Animado, propôs a criação do Instituto de Medicina Experimental, depois renomeado como Instituto de Oncologia Angel Roffo, para estudo e tratamento de câncer. Sua proposta avançou, o Instituto tomou forma, e ali ele fez os experimentos de indução de tumores, inicialmente alimentando ratos com ácidos graxos e óleos oxidados por aquecimento.

Conciliando pesquisa básica, observações clínicas e estatísticas, ele concluiu que um dos tipos de câncer mais comuns, o de pulmão, poderia ser evitado, por estar associado ao tabagismo, e foi o primeiro a notar que o hábito de fumar poderia causar câncer de bexiga. Suas observações sobre os hábitos das pessoas com câncer atendidas no hospital confirmavam suas hipóteses: homens que fumavam tinham câncer de lábios, bochechas, gengivas, língua, garganta e pulmão em uma frequência muito maior que as mulheres (nessa época praticamente só os homens fumavam), enquanto o câncer de estômago era equilibrado entre os sexos. Roffo era uma das raras autoridades médicas a alertar que a pele bronzeada de sol, uma moda reforçada pelos atores de cinema, não era sinal de boa saúde – ao contrário, poderia aumentar o risco de câncer de pele.[153]

Roffo verificou que alguns tipos de tabaco eram mais prejudiciais que outros – os da Turquia, do Egito e dos Estados Unidos estavam entre os mais perigosos – e que era o alcatrão, não a nicotina, como se dizia, que causava câncer: o alcatrão induzia a formação de tumores em animais mesmo com a aplicação de tabaco sem nicotina. Em 1939 ele apresentou um dos componentes do alcatrão, o 1:2 benzopireno, uma substância "altamente carcinogênica", capaz de causar tumores agressivos em animais – a maioria morria em dois anos após o início dos experimentos – e provavelmente o principal responsável pelos efeitos danosos do alcatrão. Um ano depois, apresentando a crescente incidência de câncer de garganta e pulmão na Argentina e revendo seus experimentos, ele escreveu: "Se somente 100 gramas de alcatrão é necessário para causar vários tumores em coelhos em nove a dez meses, é fácil de imaginar o risco para um fumante médio que fuma um quilograma de tabaco por mês, ou o equivalente a aproximadamente 70 mililitros de alcatrão".[154]

Roffo viajava com frequência à Europa e se reunia com cientistas eminentes como Marie Curie. Seus estudos fortaleceram as campanhas dos nazistas contra o hábito de fumar, que, eles argumentavam, era prejudicial à saúde – Hitler, Mussolini, Franco e muitos líderes fascistas eram ferozes oponentes do tabagismo, enquanto Churchill, Stalin e Roosevelt gostavam de fumar – e foram reconhecidos como válidos pela indústria do tabaco, na longa batalha pelo reconhecimento do cigarro como agente causa de câncer, nas décadas seguintes.[155]

Em 1945, dois anos antes de morrer, Roffo se encontrou com Mário Kroeff e outros médicos do SNC no Rio de Janeiro. Em uma conferência, alertou sobre os riscos do tabagismo e da inalação de gases liberados pela queima de óleos de indústrias, motores e automóveis e poeiras com partículas de asfalto. Ele propôs a regulamentação dos banhos de sol nas praias como forma de evitar câncer de pele, com base em estudos indicando a incidência crescente de câncer de pele entre os argentinos (de 10% do total de casos em 1926 para 24% em 1943), principalmente nos lábios e no nariz.[156]

Os médicos brasileiros já se preocupavam com os efeitos do tabagismo. João Vicente Torres Homem, professor da Faculdade de Medicina do Rio de Janeiro, assinou o provavelmente primeiro artigo sobre danos à saúde causados pelo tabagismo, "O abuso do tabaco como causa de angina do peito", publicado na *Gazeta Médica do Rio de Janeiro* em 1863, e Francisco Furquim Werneck de Almeida, a primeira tese de doutorado, "Do uso do tabaco e de sua influência sobre o organismo", apresentada à Faculdade de Medicina do Rio seis anos depois. Os estudos, porém, eram esporádicos, e não havia ninguém no Brasil com autoridade equivalente à de Roffo. A legislação federal restringindo o uso do fumo em lugares públicos e a propaganda de cigarros começou a tomar forma a partir de 1965. Em 1987 o governo federal lançou o Programa Nacional de Controle do Tabagismo, coordenado e executado pelo Inca; como resultado dessa e outras medidas, a prevalência de fumantes na população brasileira caiu de 32% em 1989 para 17,2% em 2008.[157]

As medidas antitabagistas no Brasil assentavam-se na experiência dos Estados Unidos, onde correram quase dez anos de conflitos e debates entre médicos e cientistas, de um lado, e representantes da indústria tabagista, de outro, até as autoridades públicas se convencerem da relação causal entre o hábito de fumar e a maior incidência de câncer, proibirem o fumo em locais públicos e promoverem os comerciais antitabaco e a redução do consumo. Um reflexo dessas medidas foi a redução do número de casos de câncer de pulmão nos anos seguintes.[158]

Os mecanismos de controle da divisão celular

Hugo Armelin, La Jolla, 1973
Rogério Meneghini, Stanford e São Paulo, 1979

No início da década de 1960, o biólogo paulista Francisco Jerônimo Salles Lara deixou a unidade da USP em Ribeirão Preto e se instalou na capital para ensinar Bioquímica no nascente curso de Biologia da Universidade. Como pesquisador, ele pretendia testar a hipótese de que as regiões cromossômicas chamadas *puffs*, identificadas pelo biólogo paulista Crodowaldo Pavan na glândula salivar da mosca *Rhynchosciara angelae* (atualmente, *Rhynchosciara americana)*, poderiam ser amplificações de genes.

O trabalho de Lara repercutiu em novas descobertas e na formação de jovens cientistas – e em um campo inesperado, o câncer. Dois estagiários e depois estudantes de doutorado de seu laboratório e professores da USP, Hugo Aguirre Armelin e Rogério Meneghini, aprenderam a examinar o ciclo de divisão celular e a purificar ácidos nucleicos (DNA e RNA de vários tipos) extraídos da glândula salivar de *R. angelae*, preparando-se para participar de descobertas sobre os mecanismos de formação de células tumorais. Na Universidade da Califórnia de San Diego (UCSD), em La Jolla, Estados Unidos, Armelin identificou uma proteína, o fator de crescimento de fibroblastos, que controla a divisão e diferenciação celular, atua na regeneração de tecidos, induz a formação de vasos sanguíneos e pode favorecer o desenvolvimento de células tumorais e a resistência a quimioterápicos.[159] Na Universidade Stanford, também na Califórnia, Meneghini ajudou a elucidar os mecanismos de reparo de DNA, que evita a formação de células tumorais.

. . .

Paulista de Capivari, com sangue italiano, esloveno e espanhol, Armelin pensou inicialmente em estudar Filosofia, mas não passou nos exames, optou por outra área e entrou no curso noturno de História Natural da USP em 1962, aos 22 anos. Não gostou do curso, mas soube que um curso moderno de Biologia estava em implantação, com a possibilidade de os estudantes escolherem disciplinas de outros cursos da então chamada Faculdade de Filosofia, Ciências e Letras. Ele se animou outra vez, ingressou na Biologia e em 1964 Lara o aceitou como estagiário em seu laboratório. Dois anos depois Armelin foi contratado como professor assistente na disciplina de Bioquímica e Biofísica, dirigida por Lara.

Em 1970, um ano após concluir o doutorado, Armelin reconheceu a dificuldade de isolar o núcleo celular e extrair o RNA das glândulas salivares de *R. angelae*. Como alternativa, pensou em usar culturas de células humanas e de roedores. Sua ideia tornou-se viável quando conheceu o bioquímico norte-americano Gordon Sato, um dos fundadores da Biologia Molecular aplicada à cultura de células de mamífero, que visitou USP a convite de Lara. Sato, um prestigiado professor da UCSD em La Jolla, estudava os mecanismos celulares e moleculares do surgimento das células tumorais em linhagens cuja multiplicação dependia de hormônios. Após conhecer os planos de Armelin, ele o convidou para trabalhar em seu laboratório nos Estados Unidos.

"Hugo, você precisa se interessar por câncer. Este é um dos desafios intelectuais mais importantes em Biologia neste século", Sato sugeriu assim que Armelin chegou com a mulher e os dois filhos a La Jolla, no início de 1971. De início Armelin não se interessou. Preferiu aprender as técnicas de manuseio das células de mamífero em cultura e desenvolver métodos para fazer algo difícil: eliminar hormônios do soro de sangue bovino usado no meio de cultura das células. O que o atraiu foi o trabalho do bioquímico Robert Holley no Instituto Salk, ao lado da UCSD. Prêmio Nobel de Medicina em 1968, Holley estudava os mecanismos bioquímicos e moleculares do controle da proliferação de células normais e malignas. Ele queria isolar os fatores do soro bovino que estimulavam a proliferação de fibroblastos, células que formam o tecido conjuntivo e, hoje se sabe, produzem os fatores de crescimento, substâncias em geral de natureza proteica que controlam o crescimento e a diferenciação celular. Holley trabalhava com fibroblastos de camundongo da linhagem celular 3T3, adotada como modelo experimental de células normais em cultura que podiam ser transformadas em tumorais por meio da ação de vírus.

Armelin se concentrou na busca de fatores de crescimento de fibroblastos usando como modelo experimental a linhagem 3T3 de fibroblastos de embrião de camundongos suíços. Estava convencido de que sua proposta era melhor que a de Holley. Suas premissas abarcavam um hipotético fator peptídico de crescimento de fibroblastos (FGF), cuja função seria disparar o crescimento de fibroblastos 3T3 no início do ciclo de divisão celular, a chamada interface G0/G1. Como encontrar o hipotético FGF no soro sanguíneo lhe pareceu inviável, por causa de sua baixa concentração, ele encontrou um material alternativo: no laboratório de Sato havia estoques de frações de hipófise bovina com hormônios hipofisários em diferentes graus de pureza. O FGF que ele procurava, pensou, poderia ser um dos contaminantes ainda desconhecidos da hipófise. "Naquela época especulava-se que provavelmente haveria mais hormônios a ser descobertos na hipófise, e o hipotético FGF, funcionalmente, seria mais um fator endócrino secretado no sistema circulatório", ele comentou.

Em busca de um fator peptídico quimicamente caracterizado que pudesse ser testado para avaliar as propriedades do hipotético FGF, ele encontrou o fator de crescimento epidérmico (EGF), descoberto, isolado e caracterizado pelo bioquímico Stanley Cohen na década de 1960, mas ainda sem uma função biológica definida; hoje se sabe que o EGF e o FGF favorecem a regeneração e proliferação das células da pele, entre outras funções. Um colega de laboratório tinha um pouco de EGF purificado e cedeu uma amostra. Em 1972, os resultados experimentais indicavam que preparações impuras de hormônio luteinizante extraídas de hipófise bovina continham um fator proteico que estimulava a proliferação de fibroblastos 3T3 de camundongo, qualificando-se como um Fibroblast Growth Factor ou FGF. Agora com dois auxiliares, Armelin encontrara a função do EGF, que também estimulava a proliferação dos fibroblastos 3T3.[160] Armelin mostrou a Holley a versão inicial de seu artigo sobre a descoberta de FGF em extratos de hipófise[161] e apresentou os resultados em outros centros de pesquisa dos Estados Unidos antes de voltar à USP, em 1974. Em seu laboratório, ele e dois colegas bioquímicos, Ângelo Geraldo Gambarini e Paulo Lee Hoo, isolaram FGF de hipófise bovina[162] e nos anos seguintes outros grupos detalharam a identidade química de FGF humano e bovino. Atualmente os FGF compreendem uma família de 23 proteínas, nem todas com funções estabelecidas.

...

Em 1973 e 1974, na Universidade Stanford, Meneghini, paulistano e neto de italianos, examinou o efeito da radiação ultravioleta e de reagentes químicos naturais como a água oxigenada sobre vários tipos de células. Um dos grupos de células provinha de pessoas que apresentavam um tipo de deficiência genética chamada xeroderma pigmentosum, causada por falhas nas enzimas que consertam a molécula de DNA dos danos provocados pela radiação ultravioleta do sol.

A visão sobre danos e reparo de DNA foi construída lentamente, a partir de conceitos equivocados. Em 1940 o físico Erwin Schrodinger, Nobel de Física em 1933, lançou a ideia de que o material genético deveria ser rígido como um cristal de quartzo para ser estável e transmissível por gerações sucessivas, já que as moléculas orgânicas eram normalmente instáveis e frágeis.[163] Outros físicos e biólogos viram que não era assim. A descoberta da estrutura de DNA, em forma de hélice dupla, em 1953, revelava sua flexibilidade e sugeria os mecanismos de sua replicação, mas ainda não esclarecia sobre sua estabilidade. O chefe do laboratório de Stanford em que Meneghini trabalhou por dois anos, Philip Hanawalt, biólogo que estudou Física na graduação e no mestrado, tinha sido um dos primeiros a descrever os mecanismos de reparo das moléculas danificadas de DNA, em 1963.

"Ninguém pensava em reparo porque ninguém imaginava que o DNA se alterasse muito", disse Hanawalt ao visitar o Brasil em 2009 para participar de um congresso em Salvador (trinta anos antes ele se casara com Graciela Spivak, geneticista argentina que conhecera em 1977 em um curso que conduziu na USP, a convite de Meneghini). "Sabia-se que ele sofria mutações, mas se acreditava que fossem raras. O fato é que, se não houvesse reparo de DNA, a vida não poderia existir."[164] O DNA de cada célula deve sofrer de 10 mil a 50 mil alterações por dia, causadas pela radiação ultravioleta e por agentes químicos ou físicos – e é reparado continuamente por meio de proteínas especializadas nessa tarefa, as enzimas de reparo. Os danos ao DNA, quando não são desfeitos por essas enzimas, podem facilitar a formação de células tumorais; as pessoas com xeroderma pigmentosum, que não produzem uma ou várias enzimas de reparo de DNA, apresentam um risco mil vezes maior de terem câncer de pele e maior propensão para outros tipos de câncer, lesões oculares e problemas neurológicos que as pessoas sem alterações nos oito genes de reparo de DNA associados a essa doença.

Depois de ver em Stanford que a transformação das células normais em malignas era proporcional à intensidade da radiação ultravioleta, Meneghini voltou à USP e começou a examinar os efeitos do estresse oxidativo – o acúmulo de moléculas ou íons oxidantes, com carga elétrica positiva ou negativa – sobre o DNA. "Meus trabalhos mais importantes foram feitos na USP", disse ele.

Primeiramente ele testou a possível ação de um dos resíduos dos processos inflamatórios, o peróxido de hidrogênio ou água oxigenada (H_2O_2). Quando centrifugado, o DNA das células em que ele havia acrescentado H_2O_2 se sedimentava mais lentamente do que o das células do grupo controle, provavelmente porque havia se fragmentado. As células submetidas a uma concentração elevada de H_2O_2 morriam mais, o DNA se quebrava mais e os genes sofriam mutações mais facilmente, com alterações morfológicas malignas mais evidentes do que as que se mantinham sob condições normais.

Dois fenômenos o intrigavam. O primeiro era que, quando ele reabastecia as células com nutrientes e as deixava em repouso, o DNA se restabelecia sozinho. O segundo era que o H_2O_2 não tinha nenhum efeito quando aplicado diretamente sobre o DNA, indicando que deveria haver outros participantes da reação química. Ele tinha indícios da participação do íon bivalente de ferro (Fe^{2+}) e, por fim, em seu laboratório da USP, comprovou que o H_2O_2 reagia com Fe^{2+} e formava um íon de ferro trivalente (Fe^{3+}), hidroxila (OH^-) e radical hidroxila (O^-H).[165] "Os químicos já tinham descrito essa reação, que eu verifiquei que ocorria dentro da célula", ele disse. "O H_2O_2, que sozinho era inativo, reagia com íons de ferro (Fe^{2+}) e formava o radical hidroxila, extremamente reativo, que danificava o DNA." Anos depois ele identificou uma molécula, a ortofenantrolina, que reage com o íon de ferro e impede sua reação com o H_2O_2, e uma proteína que facilita o transporte do íon ferro para o interior da célula, completando as reações que danificavam o DNA e que ele havia começado a imaginar 20 anos antes.[166]

Dois anos depois de voltar à USP, Meneghini recebeu um estudante de Biologia, Carlos Frederico Martins Menck, que pedia um estágio em seu laboratório no Instituto de Química. Menck fez o estágio, terminou o curso de Biologia, fez o doutorado com Meneghini, foi contratado como professor na USP, formou sua própria equipe e se tornou uma autoridade na pesquisa de lesões e dos mecanismos de reparo de DNA, que Meneghini implantou no Brasil com base no que tinha feito na USP e nos Estados Unidos.

Quase quarenta anos mais tarde, em agosto de 2012, Menck se encontrou em Goiânia com médicos, pesquisadores e estudantes que pretendiam aprimorar o diagnóstico e o atendimento médico das pessoas com xeroderma pigmentosum de uma comunidade no interior de Goiás. No ensolarado povoado de Araras, a 260 quilômetros de Goiânia, dos cerca de mil moradores, 22, com idade entre 9 e 78 anos, sabiam que tinham essa doença genética hereditária rara. Menck e outros pesquisadores sentaram-se para conversar com moradores de Araras na tarde do dia seguinte, um sábado, na sorveteria ao lado da escola do povoado.

Alguns moradores de Araras com xeroderma apresentavam apenas a pele ressecada e com manchas, enquanto outros tiveram de implantar próteses no rosto e falavam com dificuldade – as partes do corpo mais atingidas são as mais expostas ao sol. Alguns se cuidavam, evitando o sol, enquanto outros renegavam a doença, sob a alegação de que não poderiam deixar de trabalhar durante o dia em suas terras; quase todos ali vivem da agricultura ou da pecuária. No final da conversa, Gleice Machado, a líder da comunidade, pediu para Januário Cabral, geneticista do Rio de Janeiro que trabalhava com Menck, entregar para Ana Clara, mãe de dois filhos com xeroderma, que ele tinha ajudado a identificar, alguns frascos de protetor solar que um farmacêutico de Goiânia preparava e lhes enviava gratuitamente.

No início dos anos 1990, em Cabo Frio, litoral do Rio, Ana Clara via que a filha, nascida em 1989, e o filho, em 1992, quando saíam ao sol, voltavam com intensas irritações na pele. Por muitos anos ela mantinha os filhos acordados à noite para que dormissem durante o dia e evitassem o sol. Quando tiveram de ir à escola, ela os cobria com chapelões, dos quais pendiam panos que os protegiam do sol. Os professores olhavam desconfiados quando ela dizia que os filhos não podiam tomar sol. Pesquisando na internet, Ana Clara suspeitou que poderia ser xeroderma pigmentosum, mas no início os médicos não concordavam. Seu pedido de ajuda se espalhou pela internet e chegou a Cabral, que a atendeu ao lado de outros pesquisadores e médicos do hospital da Universidade Federal do Rio de Janeiro. Colheram amostras de pele das crianças, cultivaram as células em laboratório, testaram a sensibilidade à radiação ultravioleta e um mês depois confirmaram as suspeitas da mãe.[167]

O perigo dos novos equipamentos

O médico que queimou as mãos

Álvaro Alvim, Rio de Janeiro, 1897

"Aos srs. medicos. Devido ao seu estado de saude, o dr. Alvaro Alvim vende ou arrenda, em optimas condições, o seu Instituto de physiotherapia, completo e moderno, funccionando e dando renda. Para tratar no Rio de Janeiro, no largo da Carioca, n. 11, 1º andar." O anúncio publicado no *Estado de S. Paulo* em 1918 indicava que o médico Álvaro Freire de Villalba Alvim tinha pago um preço alto pelo pioneirismo.[168]

Nascido em Vassouras, no interior do Rio, Alvim fez a Faculdade de Medicina da Bahia, em Salvador, mudou-se para a cidade do Rio e em 1896 saiu para uma viagem de estudos em Paris. De volta, instalou em seu consultório o equipamento de raio X que tinha trazido da Europa.[169] Descoberto em 1895 na Alemanha, o raio X logo conquistou os médicos, que o adotaram para diagnosticar várias doenças e tratar câncer.

Em 1897, pouco depois de colocar a maquinaria para funcionar, Alvim radiografou o primeiro caso de bebês nascidos unidos pelo corpo, identificando os órgãos de cada um deles; a cirurgia de separação, realizada em 1900 pelo cirurgião carioca Eduardo Chapot Prévost, professor da Faculdade de Medicina do Rio, foi bem-sucedida e ganhou repercussão mundial.[170] Foi também em 1897 que o médico e deputado federal José Carlos Ferreira Pires comprou um aparelho de raio X e pediu que o entregassem em sua cidade, Formiga, a 200 km a sudoeste de Belo Horizonte. Como não havia eletricidade em Formiga, o aparelho funcionou inicialmente com baterias e pilhas rudimentares, mas não deu certo e Pires instalou um gerador elétrico movido a gasolina. Em 1898 ele fez a primeira chapa radiográfica, da mão do ministro Lauro Muller; nessa época uma imagem de tórax demorava 30 minutos e uma de crânio, 45 minutos.

Os equipamentos – de eletroterapia, de radiologia e em seguida de radioterapia, incorporando as técnicas de uso do elemento químico radioativo rádio, identificado em Paris por Pierre e Marie Curie e ainda mais poderoso que o urânio até então usado – tratavam muitas doenças. O próprio Alvim fez este anúncio em 1920 no *Correio da Manhã*, do Rio, indicando que não quis mais ou não conseguiu vender o equipamento anunciado no jornal: "Electricidade Medica do Dr. Alvaro Alvim. Tratamento de todas as molestias, internas e externas, sem excepção, do homem e da mulher; pela electricidade sob todas as suas fórmas, as mais modernas. Tratamento das anemais, esgotamento nervoso, neurasthenia, nevralgias, nevrites, pulmões e estomago. Tratamento sem dor, dos cancros venéreos, ulceras malignas, syphiliticas, e tumores brancos pela luz do 'Finsen'. Diariamente das 11 ás 6. Largo da Carioca, 11, 1° andar".[171]

Como na época ninguém se protegia contra os efeitos ainda mal conhecidos da radiação, as consequências eram dramáticas. Em Formiga, Pires morreu em 1912, aos 58 anos, com lesões no nariz, causadas possivelmente pelas intensas doses de radiação a que se submetia.[172] Pires foi "quem primeiro applicou em Minas o tratamento pelos raios X", registrou uma nota de falecimento, "não se tendo tornado um nome conhecido e popular em todo o paiz sómente por se ter recolhido, há muitos annos, á calma de uma modesta cidade sertaneja, onde ficou limitada e circumspripta a atividade de seu magnifico e scintilante espirito".[173]

Alvim começou a sentir as primeiras lesões causadas pela radiação, a radiodermite, nos dedos da mão esquerda em 1916.[174] Mesmo assim, não parou. Como outros médicos, exercia sua independência, adotava seus próprios métodos de trabalho e não se detinha, mesmo que os danos da radiação sobre seu organismo se

104

agravassem. "Não é de hoje que o dr. Álvaro Alvim vem sendo victima da pratica da radiotherapia", relatou a *Revista da Semana* em 1924. "De nada valeram rogos da familia e prescripções prohibitivas e severas dos colegas." Seu martírio com os efeitos da radiação era exposto sem reservas: "Agora soffreu o dr. Álvaro Alvim a amputação do terço inferior do antebraço, cujos tecidos se achavam arruinados pela acção continua dos raios X, e o grande scientista, que já havia perdido os dedos da mão esquerda em duas operações, tem apenas o pollegar e a palma dessa mão!".[175] Cinco meses depois a *Revista da Semana* publicou a reportagem "Um martyr da radiologia" descrevendo os equipamentos de radioterapia e as cirurgias de amputação pelas quais Alvim passou em Paris, com fotos de seus dedos ulcerados e de pacientes com câncer de que tratou.[176]

Depois de ter de amputar mãos e antebraços, Alvim morreu em 1928 de leucemia induzida pela radiação.[177] Sua obstinação foi amplamente reconhecida – o jornal francês *Le Gaulois* noticiou sua morte e o chamou de "eminente estudioso".[178] Marie Curie, também em consequência dos efeitos da radiação, morreu em 1934 em Paris, após receber duas vezes o Prêmio Nobel de Física, uma delas com o marido e Antoine Becquerel, descobridor da radioatividade dos sais de urânio.

. . .

No Instituto de Radiologia, que funcionava desde 1919 na Santa Casa do Rio, não se registraram danos à saúde dos médicos e dos técnicos, provavelmente mais cuidadosos ao usar os equipamentos. O Instituto tinha sido proposto por Eduardo Rabelo, professor da Faculdade de Medicina e especialista em lepra e sífilis, após uma viagem à Europa a serviço do governo federal, e era o primeiro serviço público voltado ao atendimento de pessoas com câncer.[179]

Em dezembro de 1920, o médico Antonio Fernandes da Costa Junior, um dos assistentes de Rabelo, relatou os 300 primeiros casos tratados, com "completa cicatrização da lesão" em 101 deles.[180] Os doentes haviam sido tratados por curieterapia, à base de radiação, que Costa Junior considerava uma "das grandes conquistas do nosso século": não curava tudo, ele reconhecia, mas destruía as células tumorais e aliviava a dor dos pacientes.[181] Anos depois se tornou claro um dos efeitos nocivos da radioterapia – um dos componentes da radiação, os raios gama, mais penetrantes que os alfa e beta, podem causar câncer –, aumentando a moderação no uso dessa técnica, ainda hoje importante no tratamento contra câncer.

Criadores de fármacos

Uma solução iônica

Carlos Botelho Jr., Paris, São Paulo e Rio de Janeiro, 1934

"Estranhos tecelões, os sábios não desanimam, perdendo dias e noites à procura do fio precioso. O trabalho é lento. A verdade não conhece a pressa", escreveu o médico carioca Floriano de Lemos em 1933, ao relatar uma nova forma de tratamento contra o câncer que o médico paulista Carlos José Botelho Jr. trouxera de Paris e testava em um hospital do Rio de Janeiro. Botelho desenvolvera também uma reação específica para o diagnóstico dos tumores malignos, a *reação de Botelho*, "aceita naquela época e confirmada em todo o universo", assegurou Lemos. Em consequência do teste, ele comemorou, "Mr. Botelho tornou-se, até mesmo, popular em Paris".[182]

De ascendência nobre – era neto do Conde de Pinhal, fundador da cidade de São Carlos, e filho de um cirurgião que construiu hospitais, elegeu-se senador e foi governador da então Província de São Paulo –, Botelho estudou Medicina, trabalhou e fez seus primeiros experimentos em câncer em Paris. Como Ehrlich em Berlim, tinha um pé no laboratório e outro no hospital, o que lhe permitiu converter rapidamente os resultados obtidos em animais em novas estratégias de tratamento. Primeiramente ele implantou tumores malignos de origem humana em cavalos e obteve um soro que usou para tratar pessoas com câncer no Hotel-Dieu, o mais antigo hospital de Paris, aparentemente com bons resultados.[183]

Em seguida Botelho elaborou um método para diagnosticar tumores malignos, com base na hipótese de que os tumores, ao crescerem, deveriam liberar substâncias específicas, que poderiam denunciá-los; portanto, a composição do sangue de pessoas com câncer seria diferente da das pessoas sem câncer. Ele usava uma solução iodada para precipitar um grupo de proteínas do sangue, as globulinas, examinadas em conjunto com as albuminas, outro grupo de proteínas do sangue: o sangue de pessoas saudáveis precisaria de mais solução para precipitar as proteínas do que o das pessoas com câncer.[184] Os médicos da França rapidamente adotaram sua inovação. Henri Hartmann, cancerologista famoso e chefe do laboratório de pesquisa e tratamento de câncer do Hotel-Dieu, apresentou o trabalho de Botelho na Academia Nacional de Medicina em 27 de abril de 1926 e o equiparou à reação Bordet-Wassermann, criada pelo microbiologista belga Jules Bordet e pelo bacteriologista alemão August Wassermann, que permitiu o diagnóstico da sífilis que antes se espalhava sem ser detectada e tratada.[185]

A abordagem conceitual do teste estava correta: os tumores deixam de fato sinais de seu crescimento no sangue. Nas décadas seguintes, médicos e pesquisadores identificaram outras moléculas, características de tipos específicos de tumores, que prometiam facilitar o diagnóstico e o monitoramento do câncer. No entanto, desde a década de 1990 nenhum marcador molecular foi validado e aprovado para uso clínico. Como falta consenso sobre qual marcador molecular seria o melhor, entre tantos já identificados, cada especialista adota o que lhe parece mais adequado para detectar câncer, determinar sua provável evolução e acompanhar a resposta aos tratamentos.[186]

Resolvido o diagnóstico, Botelho Jr. começou a avaliar o efeito antitumoral da solução ácido-iodo-ioduradas ou CPOM, sigla de complexo-perhaloide organomineral (haloide é uma solução com íons halogênios eletricamente negativos como o iodo), à qual acrescentava ácido cítrico, tânico ou gálico para ampliar a ação sobre as células cancerosas.[187] Inicialmente ele aplicou a solução sobre macerados de tumores malignos experimentais de animais (camundongos, ratos e galinhas) e de origem humana, notando, depois de três a quatro minutos, a desagregação dos fragmentos de tecidos tumorais, enquanto os fragmentos de tecidos normais, não tratados, permaneciam íntegros. A aplicação de compressas de algodão embebidas com a solução sobre tumores de mama de camundongo confirmou a ação específica contra as células cancerosas, sem ação sobre as normais. Os resultados, porém, eram paliativos, porque as regiões do tumor que não tinham sido banhadas pela solução continuavam a proliferar.

Em 1923, depois de dois anos de experimentos em animais, as primeiras tentativas do uso local prolongado de compressas de algodão do CPOM em tumores ulcerados de pessoas tratadas no Hotel Dieu "foram coroadas de feliz êxito", ele registrou. Além da inocuidade da solução em tecidos sadios, vizinhos do tumor tratado, "logo depois das aplicações nota-se que cessam as hemorragias, o tumor recobre-se do mesmo aspecto amarellado e grumoso já descripto em experimentação animal e que representa, como sabemos, a cytolyse de toda a parte superficial da ulceração cancerosa, tendo entrado em contacto com o CPOM". A solução eliminava de imediato o mau cheiro causado pelos tumores e exercia uma ação analgésica, "comunicando ao doente uma verdadeira sensação de euforia". Um dos pacientes era um homem com um imenso tumor maligno gengivobucal que voltou a fechar a boca após um mês de tratamento – o tumor superficial tinha sido destruído, embora persistissem focos tumorais no interior da boca. O uso da solução entrou para a rotina da clínica cirúrgica do hospital de Paris e no Brasil, para onde Carlos Botelho voltou em 1931.[188]

No Jardim da Aclimação, uma das obras de seu pai, Carlos José de Arruda Botelho, na cidade de São Paulo, ele criou o Instituto Botelho de Câncer e continuou suas pesquisas. Ali ele mantinha um biotério com coelhos, galinhas, cachorros e cavalos, além de equipamentos para a produção de substâncias antitumorais.[189] Na Santa Casa de São Paulo, Botelho e outros médicos aplicaram a solução, por via endovenosa, em três pessoas com tumor maligno de pele (epitelioma) em estado terminal, que não respondiam a nenhum outro tratamento. Tentaram várias dosagens, não notaram regressão dos tumores, mas observaram uma melhoria no estado geral dos doentes, com a redução da palidez e do abatimento.

Botelho foi convidado a continuar seu trabalho no Pavilhão de Pesquisas do Hospital Gaffrée-Guinle, do Rio de Janeiro, que Guilherme Guinle, um dos financiadores do hospital, construíra para abrigar suas pesquisas. Ali, Botelho, como chefe da seção de cancerologia, com sua equipe, tratou um homem cujo tumor na perna tinha regredido e reaparecido ao longo de dez anos. A dor e o mau cheiro desapareceram após as primeiras aplicações, o tumor inicial começou a cicatrizar após a 13ª aplicação e na 36ª "estava completamente cicatrizado".[190]

Em 1949, Botelho recebeu uma homenagem e uma medalha do governo francês – ele era conhecido em Paris a ponto de ser procurado por jornalistas para comentar descobertas sobre câncer realizadas nos Estados Unidos. Dez anos depois, um ano antes de morrer, recebeu a medalha Valor Cívico do governador de São Paulo em reconhecimento por seu trabalho como cientista.

Com a colaboração dos fungos

Juvenal Meyer, São Paulo, 1945
Odilon Nunes, Birigui, 1979

Quando soube que a penicilina eliminava bactérias, o patologista Juvenal Ricardo Meyer pensou se outras substâncias produzidas a partir de fungos não poderiam também matar tumores, com os quais trabalhava havia anos no Instituto Biológico de São Paulo. Meyer cultivou o *Penicillium*, a partir do qual se produzia a penicilina, e usou o extrato bruto sobre tumores extraídos de animais de laboratório. Funcionou. A partir daí, fez mais testes e em 1945 comunicou que uma substância produzida por fungos funcionava como antitumoral em animais de laboratório.

Como não poderia fazer os testes seguintes no Biológico, um centro de pesquisas agropecuárias, Meyer começou a trabalhar com médicos do Rio de Janeiro, que avaliaram os efeitos da micelina, provavelmente o primeiro antitumoral desenvolvido no Brasil, em cerca de 200 pessoas com câncer. Os testes iam bem, mas perderam o ritmo. Meyer fez outra colaboração, desta vez com o Instituto Paulista de Pesquisas sobre Câncer (IPPC), e retomou os testes, interrompidos quando o dono do instituto morreu. Pouco antes de se aposentar no Biológico, ele fez um acordo com um laboratório do Rio de Janeiro, que em 1966 anunciou o medicamento agora chamado Cariocilin, vendido nas duas décadas seguintes, representando um caso raro de produto farmacêutico nascido em um instituto público de pesquisa.

A jornada de Meyer está detalhada no capítulo *Peripécias brasileiras* da primeira parte deste livro.

. . .

Odilon Nunes

N a década de 1960, quando Meyer encerrava seu trabalho com a micelina no Instituto Biológico, o médico paulista Odilon da Silva Nunes começava a desenvolver um composto antitumoral a partir da fermentação de fungos do gênero *Penicillium* em seu laboratório particular em Birigui, interior paulista. Nunes se apoiava em seu conhecimento empírico sobre fungos e em uma hipótese sobre a origem do câncer como resultado do desequilíbrio iônico celular, que ele amadureceu enquanto estudava Medicina na Universidade Federal do Paraná, de 1947 a 1952.

Como Ehrlich e Rous, Meyer e Nunes criaram seus próprios modelos experimentais de câncer em animais para testar suas hipóteses e avaliar a ação de compostos antitumorais. Como Meyer, Nunes aprendeu a lidar com fungos e a extrair e testar as substâncias que produziam. As diferenças também eram claras. Enquanto Meyer estava em uma instituição formal de pesquisa científica, publicava seus resultados e procurava colaborações, Nunes fez sua pesquisa praticamente sozinho por 25 anos em Birigui. Seu trabalho ganhou visibilidade em 1979 em uma reportagem no *Diário de Birigui* e o primeiro artigo descrevendo a molécula que ele havia desenvolvido foi publicado somente em 1990.[191]

Foi seu filho, Iseu da Silva Nunes, quem apresentou seu trabalho a pesquisadores de universidades de Araçatuba e de Campinas, que se interessaram por avaliar as propriedades da substância inicialmente chamada de SB-73. Após um teste piloto bem-sucedido em cerca de 100 pessoas com HIV/Aids, o grupo se desfez, como resultado de divergências sobre os rumos do trabalho. Amparado em uma decisão judicial, Odilon Nunes usou seu medicamento para tratar centenas de pessoas com câncer até morrer, em 2001. Iseu Nunes assumiu a coordenação da pesquisa com o composto renomeado como P-Mapa e estabeleceu novas colaborações. Por meio de uma delas, pesquisadores dos Estados Unidos verificaram que a substância poderia ser eficaz contra o vírus Punta Toro e a bactéria causadora da tuberculose. Os resultados dos testes em animais fundamentaram uma argumentação – um racional científico – para a realização de ensaios de avaliação da eficácia em pessoas com câncer de bexiga quando o tratamento convencional, a vacina BCG (Bacilo de Calmette-Guérin), não produzisse resultados satisfatórios. Os experimentos apoiaram também a argumentação para testes do P-Mapa em câncer de pâncreas e próstata em seres humanos.[192]

Os testes clínicos fase I mostraram que se tratava de um medicamento seguro e o mecanismo de ação, detalhado em 2016, indicou que a substância estimulava a produção de interferon-gama, que ativa as defesas do organismo contra tumores e microrganismos, e ao mesmo tempo reduzia os níveis da interleucina 10 (IL-10), que as suprime. Embora focado em câncer de bexiga, o mecanismo de ação esclarecia a ação contra vírus, bactérias e protozoários, igualmente dependente da ativação de inferteron-gama.[193] Uma análise de 19 proteínas do sistema de defesa do organismo cuja produção o P-Mapa aumentava ou reduzia propiciou uma visão de conjunto das formas pelas quais essa substância poderia atuar contra o câncer: dificultando a formação e a manutenção de vasos sanguíneos que nutrem os tumores, induzindo a morte das células tumorais, desbloqueando os processos de defesa do organismo que as células tumorais haviam bloqueado, restaurando a produção de uma proteína de supressão tumoral p53 e promovendo a produção de células de defesa aptas a deter o tumor. O P-Mapa era capaz de intervir em pelo menos quatro dos seis mecanismos ou alterações comuns à maioria das formas conhecidas de câncer humano.

A história do P-Mapa e dos Nunes está detalhada no livro *A molécula mágica*.[194]

Entre debates e segredos

Oswaldo Lima, Recife, 1956
Alfeu Rabelo, Olinda e Recife, 1963
Paulo Bueno, São Paulo, 1957

Em 1987, o químico recifense Oswaldo Gonçalvez de Lima deixou o cargo de diretor do Instituto de Antibióticos da Universidade Federal de Pernambuco, que ele havia ajudado a criar e dirigia desde 1952, recolheu-se, abatido pelo mal de Parkinson, e morreu dois anos depois, aos 80 anos.[195] Ele deve ter se lembrado com satisfação de sua carreira profissional. Lima foi um dos poucos pesquisadores acadêmicos do Brasil que pôde ver as moléculas que ele identificou com seus colegas – a actinomicina, o lapachol e outras – serem transformadas em medicamentos, compradas pelo governo federal e distribuídas para hospitais públicos.[196]

Ter completado o ciclo da descoberta à produção foi consequência de seu prestígio como químico industrial e professor universitário em Recife e Brasília, de sua capacidade de liderança, da prudência com que apresentava os resultados experimentais, do apego às regras acadêmicas de pesquisa e desenvolvimento de fármacos e de sua habilidade para criar e integrar instituições. Lima "era educado e simpático; certas vezes, porém, exibia uma franqueza que incomodava. Seu olhar era, às vezes, duro, difícil de ser encarado", relatou seu ex-aluno e assistente José Morais.[197]

Nascido em Recife, Lima estudou na Escola Nacional de Química do Rio de Janeiro. Terminou o curso em 1928, trabalhou um ano em uma usina de açúcar e álcool de Minas Gerais, voltou a Pernambuco, foi gerente em outra usina e em 1932 assumiu o cargo de professor de Química Industrial da Escola de Engenharia, depois incorporada à Universidade Federal de Pernambuco (UFPE). Como químico-diretor de uma fábrica de doces e derivados de tomate, inventou um método para descascar caju: o caju era colocado em uma solução de soda a alta temperatura, lavado e embalado como conserva.[198]

No laboratório de química, que ajudou a criar, Lima e outros professores faziam análises de solo e selecionavam leveduras para as usinas de açúcar e álcool de Pernambuco. Quando as matérias primas escassearam com a Guerra na Europa, produziram cloreto de sódio para fabricar soro fisiológico e extraíram fósforo do mineral apatita para usar como fertilizante. Lima também selecionou variedades de *Aspergillus niger* mais eficientes na produção de ácido cítrico, usado em alimentos e detergentes.[199]

Seu trabalho em fármacos começou na década de 1940. Um de seus primeiros feitos foi a síntese de ésteres de óleo de chaulmoogra (*Hydnocarpus wightianus*), usada contra hanseníase na Índia,

114

para tratar tuberculose ganglionar, "com bons resultados", relatou Hervásio de Carvalho, que se formou em química na Escola de Engenharia em 1938. Como Meyer, Lima estava preparado para agir quando soube do remédio do século, a penicilina. Depois de ler na revista *Life* sobre seu uso para tratar soldados feridos em batalhas, Lima isolou *Penicillium notatum* da casca de uma laranja podre e extraiu a penicilina. "Em colaboração com médicos (Bento Magalhães Neto, Pedro Correia e outros), esta penicilina foi injetada em pacientes com septicemia com resultados espetaculares", assegurou Carvalho. "Ao serem relatados, esses resultados causaram comoção no Congresso da Associação Química, em São Paulo, em 1945." Uma das motivações de Lima para identificar novos antibióticos foi a perda do primeiro filho de dois anos por causa de uma meningite.[200]

Lima seguiu firme na identificação de substâncias de microrganismos e plantas. Em uma aldeia indígena no sertão de Pernambuco, conheceu o vinho de jurema preta (*Mimosa tenuiflora*) e seu efeito psíquico. Em laboratório, com sua equipe, isolou o alcaloide nigerina da raiz da jurema preta e o antibiótico biflorina do arbusto *Capraria biflora*, apresentado à Academia Brasileira de Ciências, no Rio de Janeiro, em 1952.[201] Nesse ano começou a funcionar o Instituto de Antibióticos da Universidade de Pernambuco, que Lima havia proposto. Ali ele coordenou os primeiros projetos de desenvolvimento de fármacos realizados em uma universidade brasileira, noticiados em artigos científicos à medida que avançavam, de acordo com as regras tradicionais da ciência.[202] Com base em experimentos feitos nos Estados Unidos, ele isolou a enzima L-asparaginase do soro de cobaias (*Cavia porcellus*) e examinava a ação antitumoral da actinomicina, extraído de *Streptomyces*, e do lapachol, corante amarelo extraído do ipê-roxo (*Handroanthus impetiginosus*), árvore que ganhava a fama de planta milagrosa.[203] O Ministro da Saúde, Leonel Miranda, tinha declarado à Câmara que a infusão de casca de ipê-roxo era inócua para tratar câncer.[204]

Lima expôs os resultados de seus experimentos com a L-asparaginase, a actinomicina e o lapachol para deputados, médicos e professores de Medicina em uma sessão organizada pela Comissão de Saúde da Câmara dos Deputados, em Brasília, em 20 de setembro de 1967. Na véspera, ele tinha sido recebido pelo presidente Artur da Costa e Silva, "a quem revelou as dificuldades em que se achavam os pesquisadores brasileiros. O presidente da República prometeu medidas urgentes de amparo a todos os cientistas", noticiou o *Correio da Manhã*. A asparaginase do sangue de cotias foi a novidade mais noticiada, em consequência da ação contra leucemia em uma pessoa tratada em Recife e de outra com câncer de próstata tratada na Argentina. A actinomicina tinha sido usada em um paciente com leucemia aguda, que apresentara "uma sensível remissão", ele relatou.[205]

Lima, que era também diretor do Instituto Central de Ciências da Universidade de Brasília, reiterou que o chá de ipê-roxo não tinha propriedades curativas – o lapachol era extraído da entrecasca e não era solúvel em água. Até aquele momento, comunicou, os resultados dos testes em animais com o lapachol e seus derivados eram "inconclusivos, esporádicos e marginais".[206] Semanas depois, porém, ele conseguiu uma regressão tumoral relevante em testes em animais. Os resultados aumentaram a corrida pela casca da árvore, repetindo o que se passou na Europa nas décadas de 1970 e 1980 para extração de taxol da casca do teixo. "Hoje, grande parte da população [de Pernambuco] tenta curar-se de câncer e outras doenças com infusão de ipê-roxo, numa febre de cura nunca vista na região", noticiou o *Jornal do Brasil*.[207]

Apesar da confusão, já que alguns médicos receitavam o chá da casca de ipê-roxo e outros alertavam que era inócua, as pesquisas prosseguiram na UFPE e em 1970 se anunciou que os compostos antitumorais entrariam em linha de produção. "Com a fabricação do Lapachol, que será comercializado logo, o Laboratório Farmacêutico de Pernambuco inicia a industrialização das drogas isoladas no Instituto de Antibióticos. Depois do Lapachol será a vez da

Actinomicina-D, que tem grande aceitação nas clínicas de câncer do Brasil", noticiou o *Jornal do Brasil*.[208] Em 1975 a Central de Medicamentos (Ceme) do Ministério da Saúde começou a comprar a actinomicina, com o nome de Bioact-D, e o lapachol para distribuir para os hospitais públicos do país, a custos menores que os equivalentes importados.[209] A produção dos dois medicamentos seguiu até 2002.[210]

Por não estar ligado a instituições formais de pesquisa e não seguir as regras acadêmicas, que implicam a comunicação de resultados experimentais e o debate com outros especialistas, Alfeu Rabelo, que desenvolveu um antitumoral em Recife na mesma época que Lima, não teve a mesma sorte.

. . .

Alfeu Rabelo

O químico paraibano Alfeu Rabelo jurou combater o câncer ao ver a mãe vitimada pela doença em 1933. Depois de ler que corantes vegetais hemostáticos (anti-hemorrágicos) poderiam ser antitumorais, ele coletou plantas pelo Nordeste nos cinco anos seguintes, preparou e testou o extrato de 210 vegetais, em um laboratório de sua própria casa, em Olinda, Pernambuco. Resultado? Nenhum.[211]

Em seu livro *O câncer morre*, Rabelo relatou que teria se inspirado em estudos feitos nos Estados Unidos em 1953 indicando que a asparagina, substância extraída do soro sanguíneo da cobaia, inibia o crescimento de tumores em ratos. Um exame das datas, porém, sugere que ele pode ter tido contato com esses estudos e elaborado essa argumentação *depois* que seus próprios estudos estavam avançados: o trabalho inicial, de 1953, indica apenas o efeito do soro e a asparagina é apresentada como a responsável por esse efeito em 1961, quando ele já tinha selecionado uma espécie de planta rica em asparagina.[212]

Insatisfeito com o método de obtenção da substância – o sangue tinha de ser tirado do coração dos animais ainda vivos, que morriam logo depois –, Rabelo se lembrou da cavalinha (*Equisetum hyemale*), planta comum à beira de rios e riachos do Nordeste, porque teria lido nos *Anais de Química Analítica* que essa espécie era rica em asparagina. Selecionou duas variedades, fez cruzamentos, conseguiu um híbrido com um intenso efeito cicatrizante e mais tarde encontrou outra variedade com uma ação ainda maior. Por falta de equipamentos adequados, não conseguiu extrair a substância pura, como pretendia, e fez um extrato alcoólico com as folhas pulverizadas. "Em dezembro de 1958", relatou, "comecei a usar a tintura do equiseto em cobaias com tumores transplantados e tumores produzidos na orelha do animal por depilação e fricções e tópicos de cancerígenos, como o alcatrão e óleo de cróton. Os resultados satisfatórios alcançaram, sem nenhum otimismo, a casa dos 80%".[213]

Em 1963, impressionados com os resultados em animais, médicos de João Pessoa, Maceió e Recife começaram a aplicar essa formulação em pessoas com câncer.[214] Em dezembro o jornal *Última Hora* apresentou "um corante com alto teor de vitamina K" extraído de uma planta das planícies inundáveis do Maranhão que tinha se mostrado capaz de matar células tumorais. Rabelo se mostrava confiante, mas também prudente: '"Aparentemente os que se submeteram à terapêutica ficaram curados. Mas quem pode afirmar com convicção?', indagava".[215]

Rabelo não detalhava a composição e a origem do remédio. Apenas mostrava o resultado de um teste da UFPE segundo o qual o "líquido com odor de óleo essencial e coloração verde clara, com alto teor alcoólico, apresentado como tintura de um ou mais vegetais não revelados", não tinha apresentado "qualquer ação tóxica evidenciável por modificações de curva ponderável de crescimento ou sinais suscetíveis de serem observados". Um médico da Sociedade Brasileira de Cancerologia questionou os aparentes casos de cura, mas, como mais pessoas com câncer se mostraram interessadas em tomar o remédio, técnicos do Departamento de Saúde Pública de Recife anunciaram que testariam a formulação de Rabelo, que teria se comprometido a não indicá-la até a conclusão dos testes, cujos resultados não foram noticiados.[216]

Em julho de 1968 a UFPE anunciou que o Instituto de Antibióticos faria em dois meses os testes da chamada VK-3 asparagina em animais e em seres humanos.[217] Nessa época, a medicação já teria curado 150 pessoas com câncer em Recife. "O uso da asparagina em outros Estados depende do reconhecimento oficial do remédio", informou Aldem Lobão Barreto, professor da UFPE e coordenador do trabalho com a VK-3. Segundo ele, "a VK3 asparagina provoca a anoxia da célula cancerosa, o que vale dizer que a droga cura o cancer". A Sociedade Brasileira de Cancerologia reconheceu que se tratava de "um elemento terapêutico a ser utilizado no controle das leucemias agudas e de certos tumores na espécie humana", mas não havia ainda "demonstração completa, precisa e definitiva de cura de qualquer doença maligna".[218]

Rabelo morreu logo depois, em agosto de 1968, sete meses após a publicação de seu livro; os testes na UFPE, se realmente feitos, não foram divulgados. Manuel Cordeiro, diretor da Casa de Saúde Nossa Senhora da Conceição em Recife, acusou o Inca de sabotar a VK-3, que ele usava desde 1963.[219] Duas semanas antes o *Diário do Congresso Nacional* comunicara a formação de uma comissão para avaliar o efeito terapêutico das substâncias desenvolvidas por Rabelo. A comissão teria de investigar os 370 casos de tratamento em curso no país e 16 no exterior, listados por Cordeiro, e ouvir Barreto e Lima em Recife, Lúcio Rabelo (filho de Alfeu Rabelo) no Rio de Janeiro, os médicos que estavam aplicando o remédio e especialistas do Inca e de sociedades médicas.

Ao comunicado seguia-se a transcrição do discurso de 13 de agosto do deputado Arruda Câmara em defesa de Rabelo. Câmara classificou de "simplista, apriorística e leviana" a resposta do Ministro da Saúde, Leonel Miranda, que alegava que o SNC tinha afirmado que o trabalho de Rabelo "carece de qualquer valor cientifico": "Fez o sr. Leonel Miranda um inquérito para provar que as curas apontadas são falsas, que todos esses esculápios, conhecidos e de boa reputação, são ineptos e falsários? Não". O deputado sugeriu uma apuração rigorosa: "O governo está no dever de apurar com quem está a razão e a verdade. Se com os médicos, que têm fé pública, e neste caso exonerar o sr. Leonel Miranda; ou, se a razão estiver com S. Exa., punir os médicos. Proibir, simplesmente, o remédio, atóxico, seria abuso de autoridade".[220]

A oposição dos médicos crescia, mas Cordeiro afirmava que continuaria os testes. O Conselho de Medicina tinha considerado sua atividade ilegal e o puniu com a suspensão por 30 dias da prática médica, mas a Justiça Federal anulou a decisão do Conselho. Barreto também não recuou: "O que posso assegurar, porque tenho provas laboratoriais, é que a ação quimiotérapica da VK-3 produz a paralisação da mitose das células".[221]

Quase trinta anos mais tarde, em julho de 1998, uma equipe da Vigilância Sanitária interditou um laboratório de Recife que produzia 500 litros por mês de um remédio conhecido como VK-3, "usado, segundo a proprietária, a pediatra Maria das Graças Albanez, no combate ao câncer", noticiou o *Jornal do Commercio*. "Segundo Maria das Graças, há 35 anos o remédio é fabricado e usado pela sua família. A gerente de medicamentos da Vigilância Sanitária do Estado, Aexalgina Tavares, informou que a interdição do laboratório aconteceu devido à falta de licença para funcionar e à falta de registro do medicamento fabricado no local."[222]

Apesar da polêmica, Rabelo estava na pista certa. Em 1967, pesquisadores dos Estados Unidos comunicaram a inibição da mitose pela L-asparaginase e a regressão de linfócitos leucêmicos em ratas e seres humanos usando a substância 1-AS asparginase. A enzima L-asparaginase começava a ser vista como um novo remédio contra alguns tipos de câncer.[223] No Instituto de Antibióticos da UFPE, Lima a obtinha do sangue de cotias. A L-asparaginase extraída de bactérias é usada hoje no tratamento de leucemia linfoide aguda, a forma mais comum de câncer infantil.

...

Paulo Bueno

Depois de 20 anos trabalhando com doenças de porcos, galinhas e outros animais no Instituto Biológico, o médico veterinário Paulo de Castro Bueno chamou atenção no Congresso Internacional de Câncer de 1954 em São Paulo ao relatar o possível isolamento de um agente infeccioso do câncer, uma possibilidade que médicos e cientistas olhavam com suspeita. O suposto agente infeccioso era "provavelmente um vírus", que teria sido filtrado de tumor mamário de rata, conservado por oito anos e produzido tumores na membrana de ovo de galinha.[224] Três anos mais tarde ele surpreendeu outra vez ao apresentar uma vacina contra o câncer em seres humanos. Alguns médicos o recriminaram – o que ele estava fazendo fugia de suas competências e das atribuições de um instituto centrado em pesquisas agropecuárias –, outros o apoiaram e os jornalistas do Rio de Janeiro e de São Paulo publicavam notícias quase diárias sobre a espetacular vacina contra o câncer.

Em novembro de 1957, Bueno visitou o governador do Estado de São Paulo, Jânio Quadros, no Palácio dos Campos Elíseos, para comunicar que enviaria um relatório ao Inca, do Rio de Janeiro, com "os resultados de suas pesquisas objetivando a cura do câncer". Logo depois ele fez uma conferência no Inca, cujo diretor comentou que seu trabalho era "de grande relevância".[225] Bueno teria iniciado em 1952 a pesquisa com a vacina, produzida a partir de vírus aplicados em ovos embrionados e testada em camundongos, em que ele evidenciou regressão tumoral, e três anos depois começou a aplicá-la em dezenas de pessoas com câncer em diversos estágios.

"Os resultados obtidos até agora ainda não convenceram completamente o cientista, que continua observando os pacientes", noticiou *O Estado de S. Paulo* no dia seguinte ao encontro no Rio. "Num dos casos, embora o tumor canceroso tenha desaparecido há quase dois anos e nem mesmo os sintomas existam, uma injeção da vacina é aplicada mensalmente até que um prazo de alguns anos decorra desde o momento da cura aparente."[226]

Uma semana depois do Inca ele apresentou seus resultados no Hospital A.C. Camargo, mantido pela Associação Paulista de Combate ao Câncer (APCC) em São Paulo, e respondeu às perguntas dos médicos. De acordo com o relato, "todos os que falaram durante a reunião fizeram questão de ressaltar a honestidade do pesquisador do Biológico". Bueno atribuiu a regressão tumoral observada em camundongos ao fato de a vacina agir como antígeno, estimulando as defesas do organismo, e contou que tinha elaborado um soro inoculando o antígeno em ratos, coelhos e cavalos, obtendo "resultados idênticos aos observados com a vacina". Mathias Roxo Nobre, diretor da APCC, disse que, se Bueno desejasse, o Hospital poderia avaliar a eficácia terapêutica da nova vacina. No dia seguinte o governador Jânio Quadros anunciou uma comissão de cientistas para examinar a "descoberta de um soro para a cura do cancer". Um dos integrantes da comissão era Juvenal Meyer, diretor da Divisão de Biologia Animal do Instituto Biológico.[227]

Na Câmara Municipal de São Paulo, um vereador encaminhou dois projetos de lei, instituindo um prêmio de 2 milhões de cruzeiros para o primeiro cientista brasileiro ou estrangeiro radicado em São Paulo há mais de cinco anos que conseguisse descobrir a cura do câncer e uma ajuda de 1 milhão de cruzeiros para Bueno prosseguir em suas pesquisas.[228] O *Última Hora*, do Rio, empolgou-se ainda mais ao noticiar: "São Paulo prepara a produção em massa do sôro anticâncer" com o subtítulo "Centenas de cancerosos fazem fila à porta do professor paulista – Resultados animadores – Pedidos inclusive da Argentina". O jornal do Rio foi o primeiro a registrar a participação de militares: "O Exército vem colaborando de maneira decisiva com as pesquisas do prof. Paulo de Castro Bueno, fornecendo ovos com embrião, a fim de que o pesquisador patrício possa ampliar o número de vacinas para servir o grande número de pessoas necessitadas. Tudo agora gira em torno do pronunciamento oficial da Comissão organizada pelo sr. Jânio Quadros, a fim de que o Biológico inicie a produção em larga escala do antígeno".[229]

Em janeiro de 1958, o governador paulista recebeu a comissão, que entregou o primeiro relatório com esta conclusão: "Em face dos resultados das verificações experimentais de laboratório e dos casos clínicos até agora estudados, não pode ser recomendada a vacina do dr. Paulo Bueno para o tratamento do cancer". A comissão pedia mais 90 dias para observar melhor as pessoas tratadas em vários hospitais e informava que, até aquele momento, não tinha sido possível concluir que Bueno tivesse de fato isolado o agente causador do câncer nem que a vacina tinha sido eficaz.[230]

Mesmo assim, em julho, Bueno recebeu uma homenagem e fez uma conferência no II Exército, em Campinas. Logo depois, ao discursar na Assembleia Legislativa, um deputado "manifestou sua estranheza pela 'visivel má-vontade' que o pesquisador patricio vem encontrando, inclusive da parte de cancerologistas. Por que o cientista teve de recorrer ao amparo do Exercito para poder falar sôbre um assunto que interessa a todos? Por que ainda não se proporcionaram ao dr. Bueno os recursos a que faz juz, pelo simples fato de ter agitado um problema cientifico ainda não resolvido pelos que negam obstinadamente a eficacia, mesmo relativa, da descoberta? Espero brevemente voltar ao assunto, com as respostas a essas perguntas perturbadoras".[231]

Bueno queixou-se da decisão da Comissão, que, segundo ele, prejudicava seu trabalho. Os jornais estamparam seu ressentimento e Jânio Quadros não hesitou em puni-lo, anunciando sua suspensão por oito dias. Bueno enviou uma carta ao governador, publicada no *Diário Oficial do Estado*, desmentindo ter dado alguma declaração, culpou o jornalista, e o governador cancelou a punição. Em julho de 1959 saiu o resultado do segundo relatório da comissão, que considerava a vacina inócua, depois de testes realizados por diferentes médicos em 14 doentes com câncer, dos quais oito tinham morrido, quatro piorado e dois se mantido em estado clínico inalterado enquanto recebiam a vacina.[232]

. . .

Três meses depois, em outubro de 1958, em um enredo parecido, o engenheiro de minas Sebastião Corain anunciou em São Paulo nada menos do que a cura do câncer, por meio de uma formulação que ele havia descoberto, mas mantinha em segredo. Tudo o que dizia era que se tratava de "uma substância vegeto-mineral, submetida a tratamento eletrolítico. E o veículo não é senão a água destilada. O medicamento é tomado por via oral, três vezes ao dia", ele afirmou a um jornal do Rio. "Como já declarei na defesa que apresentei ao Serviço de Fiscalização Profissional, a cura se baseia na oxigenação da célula. A descoberta é de Pasteur. Faltava, contudo, o veículo que levasse à célula atacada o oxigênio salvador. Numerosos cientistas tentaram encontrar esse veículo, mas sem resultado. Eu fui mais feliz."[233]

Corain convidou os médicos a realizarem experimentos oficiais com a droga, que estaria sendo usada por 2 mil pessoas, com supostos 75% de cura, e ressaltou que desejava ser processado como charlatão, caso sua descoberta não desse resultado. Rapidamente Antonio Prudente o contestou, negando sua descoberta, e uma denúncia fez o Serviço de Fiscalização de Medicina abrir um processo contra o engenheiro por exercício ilegal da profissão médica. Pessoas que teriam sido tratadas e médicos que estariam usando essa formulação saíram publicamente em defesa do engenheiro, motivando diretores de hospitais a se oferecerem para avaliar os efeitos da medicação e a Câmara Municipal de São Paulo a nomear uma comissão para fazer uma avaliação rigorosa do polêmico medicamento.[234]

A confusão foi tanta que o presidente da República, João Café Filho, determinou a "experimentação oficial" do chamado Carboncellox ou *carvão do dr. Corain*. Divulgados um ano depois, os testes realizados por uma comissão do SNC indicaram que a droga era ineficaz. O engenheiro contestou, a venda de sua formulação já tinha sido proibida em São Paulo e Prudente o processou judicialmente, acusando-o de charlatanismo. Em uma das audiências a que compareceu em julho de 1959, Corain declarou que acreditava "no efeito do seu produto e que, por ele, 'devia estar, não no banco dos réus, mas junto aos grandes nomes da ciência'".[235]

...

Corain saiu de cena, ao passo que, dez anos depois, Bueno voltou a ser lembrado. "O governo não deu nada a Paulo de Castro Bueno", discursou o vereador Oliveira Laet na sessão de 17 de dezembro de 1969 na Câmara Municipal de São Paulo. "Mesmo assim", prosseguiu o vereador, "Paulo de Castro Bueno continuou suas pesquisas num laboratório improvisado, no porão de sua residência".[236] Seu trabalho científico parece ter se tornado um projeto familiar e tomado outros rumos. Em 1993, quem comparecia às palestras do botânico Walter Accorsi, em Piracicaba, que apregoava o uso de fitoterápicos para deter a Aids, logo ouvia sobre a vacina de Bueno, que estaria sendo usada desde 1988 para tratar essa doença, contra a qual ainda pouco se podia fazer. Uma jornalista do *Estado de S. Paulo* relatou: "'A pessoa [que toma vacina] fica sem infecções. Os interessados podem me procurar no consultório', repete quase todas as quintas-feiras a médica Theresa Cristina Gonçalves, durante a palestra de Accorsi. Sempre a seu lado, Paula Bueno, a filha do veterinário. No consultório, em São Paulo, as duas atuam. O paciente passa pela médica. Depois, por Paula, que vende as 'vacinas'".[237] Bueno se aposentara do Biológico em 1969 e morrera em 1994, aos 79 anos. A vacina não consta de suas biografias institucionais, nem da lista de seus artigos científicos.

O conceito de vacina contra o câncer não se perdeu. Em 1961, logo após a confusão inicial com o trabalho de Bueno, anunciou-se uma vacina contra o câncer elaborada nos Estados Unidos.[238] Outra, anunciada em 1995 por cientistas noruegueses, parecia ativar as células de defesa do organismo, foi testada em cinco pacientes, dois reagiram positivamente, mas depois todos morreram, "porque o tumor estava muito avançado".[239] Em 2002 havia pelo menos quatro vacinas anticâncer aprovadas para uso humano contra câncer de pele, intestino e próstata. No Hospital do Câncer de São Paulo, uma vacina experimental contra câncer de pele em fase avançada tinha sido avaliada em 25 pacientes voluntários, dos quais 32% apresentaram resposta positiva, com uma sobrevida de 23 meses – os que não reagiram à vacina sobreviveram em média apenas seis meses.[240]

A longa viagem das nanopartículas lipídicas

Raul Maranhão, Boston e São Paulo, 1992

"Quase zeramos a toxicidade de alguns quimioterápicos", comemorou o médico paraense Raul Cavalcante Maranhão em janeiro de 2013 em sua sala no primeiro subsolo do Instituto do Coração (InCor) da USP. Uma tabela em seu computador indicava uma redução nos efeitos colaterais indesejados nas 46 pessoas tratadas com carmustina, um antitumoral de toxicidade elevada, combinada com as esferas de colesterol artificial ou nanoemulsões lipídicas chamadas LDE, que ele havia criado e nas quais trabalhava havia duas décadas. Os efeitos mais comuns do tratamento com a carmustina – náusea, vômito, perda de cabelo, anemia, perda intensa de células de defesa e alterações hepáticas ou renais – tinham sido mínimos, mesmo em uma dosagem de 350 miligramas, quase três vezes maior que a normalmente adotada.

Eram mais evidências de que as LDE poderiam funcionar como plataformas de fármacos, levando-os para alvos predefinidos e aplacando seus efeitos indesejados, às vezes intensos a ponto de forçar a redução da dosagem e a interrupção do tratamento. Com sua equipe do InCor e a colaboração de médicos de outros hospitais, Maranhão havia avaliado a ação da LDE em modelos animais e em ensaios clínicos em cerca de 200 pessoas com câncer. Em um dos testes, 23 pessoas com câncer de próstata, mama, ovário e pulmão, algumas com metástase óssea, depois de passarem por outros tratamentos, recebiam taxol, quimioterápico de uso amplo produzido inicialmente a partir da casca do teixo (*Taxus baccata*), e LDE; as avaliações iniciais indicavam estabilização ou regressão da doença.[241] Nem sempre funcionava: a toxicidade do quimioterápico tetotrexato não caiu em associação com as LDE.

Ricas em colesterol, com uma estrutura semelhante à lipoproteína de baixa densidade (LDL, de *low density lipoprotein*, o colesterol de baixa densidade), as LDE são captadas pelas células por meio dos receptores de LDL, abundantes nas células de tumores. "Enganamos as células tumorais ao oferecer uma matéria prima de que necessitam para se multiplicar, junto com um fármaco que deve destruí-las", disse Maranhão. No mundo inteiro se buscam formas de reduzir a toxicidade de medicamentos, o que poderia significar mais opções terapêuticas para os médicos e menos mal-estar para as pessoas em tratamento. Em cada caso, as novas combinações têm de passar por todos os testes de segurança e toxicidade em modelos animais e em seres humanos para serem aprovadas para uso amplo.[242]

Maranhão começou a desenvolver as partículas artificiais de colesterol em 1990 no Instituto de Biofísica da Universidade de Boston, nos Estados Unidos. Seu objetivo era criar um teste para medir os níveis de colesterol, mas depois ele concluiu que ali poderia estar uma estratégia para tratamento de câncer, já que as partículas tinham afinidade com células em crescimento, como as tumorais. Publicados em 1992, os primeiros resultados de seu trabalho foram recebidos com otimismo pelos colegas médicos. A notícia sobre um possível novo tratamento contra o câncer gerou uma corrida ao InCor de pessoas interessadas, que não puderam ser atendidas porque se tratava de um medicamento experimental e, portanto, de uso restrito.[243]

Maranhão procurou o Instituto Nacional da Propriedade Industrial (Inpi) para solicitar uma patente de sua invenção, que poderia facilitar a negociação com empresas e os testes da LDE, mas ainda não havia lei de patentes para novos fármacos no Brasil. Nos Estados Unidos, a patente foi solicitada em 1992 e saiu quatro anos depois, no mesmo ano em que a lei de patentes para fármacos foi aprovada no Brasil.

Outros experimentos indicaram que a LDE poderia favorecer o tratamento de pessoas com leucemia.[244] As conversas com empresas, inicialmente as nacionais, é que não avançavam. Maranhão tentou as multinacionais, mas o movimento de fusões entre elas, intenso no início de 1990, interrompeu as negociações. Um acordo do InCor com uma empresa canadense, noticiado com otimismo, também não avançou: a empresa não obteve os financiamentos que pretendia e os investimentos prometidos não foram feitos.[245] Depois de concluir que ele próprio teria de produzir, instalou um laboratório ao lado de sua sala no InCor e começou a produzir LDE em quantidade suficiente para os testes de avaliação de toxicidade e eficácia.

Maranhão colecionava resultados científicos impressionantes, embora ainda sem nenhuma parceria que viabilizasse os testes clínicos finais, em um número maior de pessoas com câncer. Em 2017, Silvia Graziani, da equipe do InCor, verificou que as LDE haviam eliminado a toxicidade do paclitaxel (taxol), usados em conjunto para tratar 14 mulheres com câncer de ovário resistentes aos tratamentos convencionais; em cinco mulheres, a doença estacionou.[246] Em 2018, em um estudo com 15 pessoas com leucemia mieloide aguda tratadas no hospital da Universidade Federal de São Paulo (Unifesp) e resistentes aos tratamentos convencionais, a hematologista Sandra Serson Rohr observou uma baixa toxicidade resultante do tratamento combinado de LDE com etoposídeo – quimioterápico que causa efeitos colaterais intensos quando usado sozinho – após transplante de células da medula óssea; dois anos após o tratamento, a taxa de sobrevida dos participantes do estudo foi de 66%, acima dos 25% dos tratamentos usuais.[247]

Uma proteína da saliva de um carrapato

Ana Marisa Chudzinski-Tavassi, São Paulo, 2010

Neta de imigrantes poloneses, nascida em Canoinhas, Santa Catarina, e formada em farmácia e bioquímica na Universidade Federal do Paraná, Ana Marisa Chudzinski-Tavassi fazia um estágio de doutorado em um laboratório do Instituto Pasteur de Paris em 1992 quando pensou que poderia fazer um medicamento a partir das proteínas anticoagulantes que extraía das glândulas salivares de sanguessugas. Parte do plano deu certo. Vinte e cinco anos depois, ela organizava a etapa final de desenvolvimento – os testes clínicos de segurança de uso e eficácia – do Amblyomin-X, um composto anticoagulante que se mostrara um potente antitumoral e era produzido a partir da saliva de outro organismo hematófago, o carrapato-estrela (*Amblyoma cajennense*).

Mas agora predominava a apreensão. "A velocidade é que é o problema", disse ela em dezembro de 2017 em sua sala da diretoria do Instituto Butantan, um sobrado histórico com tijolinhos à vista cercado de árvores. "Estamos seis meses atrasados para começar os testes clínicos do Amblyomin". Embora o plano tivesse sido aprovado pelo Conselho Nacional de Ética de Pesquisa (Conep), naquele momento o que parecia difícil era a produção da proteína de acordo com as chamadas boas práticas de produção, uma das exigências para a realização dos ensaios de avaliação de candidatos a medicamentos. Dois anos antes se noticiou que o Butantan tinha entrado "na reta final para os testes clínicos de uma nova droga contra o câncer".[248]

Ana Marisa foi contratada como pesquisadora no Butantan em 1987, enquanto fazia o mestrado na Unifesp com proteínas anticoagulantes de serpentes. Ao voltar da França, continuou seu trabalho com a proteína que inibia o fator X de coagulação do sangue, mas a extração e a purificação se mostravam pouco produtivas. Ela não sabia direito o que fazer em 1999, quando a bióloga Simone Michaela

Simons, ao pedir um estágio em seu laboratório, contou que sabia lidar com carrapatos e extrair a saliva. Ana Marisa pensou que o carrapato também poderia produzir anticoagulantes, já que se alimentava de sangue, como as sanguessugas.

Ao receber o primeiro lote de saliva do carrapato extraída por Simone, ela observou: "Era muito mais limpa que a das sanguessugas". Em seguida Simone identificou os componentes da saliva do carrapato, entre eles um inibidor do fator X de coagulação, que mantém o sangue circulando enquanto o inseto o incorpora. A química Isabel de Fátima Correia Batista continuou o trabalho, analisou os genes expressos das células das glândulas de saliva, localizou o gene responsável pelo anticoagulante, isolou-o e o implantou em bactérias *Escherichia coli*, que o produziam em quantidades maiores. Outro pesquisador que ingressou no laboratório, Durvalei Maria, encontrou indicações de que os anticoagulantes do tipo Kunitz, como aquele, também tinham ação contra a proliferação celular. Sua descoberta e os primeiros testes *in vitro*, que atestaram o efeito antitumoral, colocaram o grupo no rumo das pesquisas em câncer, que se mostraram cientificamente gratificantes, mas geraram impasses de resolução custosa.

Com os resultados em mãos, Ana Marisa procurou um colega do Butantan, Antonio Carlos Martins de Camargo, que coordenava um programa de pesquisa idealizado para desenvolver novos fármacos a partir da biodiversidade brasileira. Com entusiasmo, os pesquisadores anunciaram proteínas ou peptídeos biologicamente ativos extraídos não só do carrapato-estrela, mas também de pererecas, taturanas, vespas, peixes e serpentes.[249] Uma das motivações do grupo era o fundador do Butantan, o médico mineiro Vital Brazil Mineiro da Campanha. No Instituto Vital Brazil, que ele criou em Niterói, no Rio de Janeiro, após deixar a direção do Butantan, ele produziu o Soluto Crotálico, uma solução bastante diluída do veneno de cascavel (*Bothrops* spp.) distribuída para médicos e indicada para tratar dores decorrentes de processos inflamatórios ou de câncer. Em 1934 Vital Brazil relatou que sua medicação contribuía para a redução dos tumores.[250]

130

No início, reinava o otimismo. Camargo tinha articulado a participação de um consórcio de empresas farmacêuticas nacionais para planejar a continuidade das propostas dos pesquisadores. Como as empresas dividiam entre elas os compostos e a coautoria das patentes, uma delas, a União Química, entrou como coautora dos pedidos de patente para o antitumoral produzido a partir do carrapato-estrela.[251] Nessa época se discutiam intensamente as possibilidades e as barreiras de produzir medicamentos originais no país. Em 2009, Ana Marisa indicou os principais obstáculos sistêmicos à inovação na indústria farmacêutica nacional, entre eles a dificuldade de estabelecer objetivos comuns entre empresas e centros públicos de pesquisa, a falta de conhecimento sobre os mecanismos legais do desenvolvimento de fármacos, o sistema de patenteamento complicado e caro, o sistema regulatório lento, baixo investimento privado, dispersão dos investimentos públicos, e escassez de profissionais e instituições qualificados para a realização de testes pré-clínicos e clínicos, para a ampliação da escala de produção (escalonamento) e produção de acordo com as boas práticas de produção.[252] Havia também entraves legais: o Butantan, por ser um órgão da administração pública, não tinha personalidade jurídica e, portanto, não poderia registrar patentes e negociar com as empresas; anos depois é que criou um núcleo de transferência de tecnologia, que resolveu esse problema. Inicialmente os pesquisadores solicitavam as patentes em seus próprios nomes, mas para as empresas era temerário negociar contratos com pessoas físicas.[253] Aos poucos as dificuldades prevaleceram sobre as possibilidades de avanços, a articulação promovida pelo Butantan enfraqueceu e o consórcio de empresas se desfez.

A despeito dos imprevistos, a pesquisa em laboratório com o Amblyomin-X não parou. "Depois de ver que a proteína não afetava as células normais e matava as tumorais, resolvemos fazer os testes *in vivo*", relatou Ana Marisa. "Injetávamos a proteína em camundongos com melanoma induzido, com medo de hemorragia, por ser um anticoagulante, mas observamos que a massa tumoral sofria uma redução e ao mesmo tempo os tempos de coagulação se mantinham, porque a atividade anticoagulante era baixa." Em 2010, a equipe do

Butantan descreveu a proteína de 13,5 kilodaltons, a produção em *Escherichia coli* BL21, os resultados em células e em animais e a primeira versão do mecanismo de ação. O Amblyomin-X, observaram os pesquisadores, tinha grande afinidade por células tumorais, aderindo a receptores lipídicos de suas membranas externas. Uma vez incorporada pelas células, a proteína reduzia a atividade do proteassoma, estrutura responsável pela eliminação de resíduos do metabolismo celular, e das mitocôndrias, induzindo a morte celular por apoptose. Um estudo de 2016 mostrou que a dineína, uma molécula envolvida no transporte intracelular, tinha um papel importante no transporte e na atividade do Amblyomin-X. Desse modo, o proteassoma e a dineína passaram a ser vistos como alvos potenciais do Amblyomin-X para a eliminação de células tumorais. Estudos mais recentes indicaram que a proteína deve também estimular a produção de anticorpos e de células de defesa contra os tumores.[254]

Quando o consórcio de empresas farmacêuticas se desfez, Ana Marisa procurou a União Química, que tinha escolhido seu projeto anos antes, contou o que fazia e motivou os executivos a colaborarem com sua equipe. Em 2013, com um financiamento do governo federal, fez um acordo com o Instituto de Pesquisas Tecnológicas de São Paulo para ampliar a escala de produção de 10 para 60 litros, obtendo um rendimento de 1 grama para cada 6 litros, e terminou os testes pré-clínicos. A empresa, por modelagem computacional, desenvolveu versões mais eficazes das proteínas e começou a produzir o Amblyomin em 2016, com a tecnologia transferida pelo Butantan e pelo IPT. Em agosto de 2017, o dono da União Química reiterou o interesse no trabalho com o Butantan.[255]

Por ver que os avanços são lentos e as incertezas são muitas – como regra geral até agora, as moléculas biologicamente descobertas em centros de pesquisa no Brasil dificilmente se tornam medicamentos de uso amplo –, Ana Marisa tem vivido momentos angustiantes. Um deles foi em 2009, ao comentar com um jornalista: "Pode até não virar um medicamento no final, mas temos de pelo menos tentar. O pior que pode acontecer é esse conhecimento morrer aqui na minha gaveta".[256]

Abismos crescentes

Antes era fácil – fácil demais – levar uma molécula nova para testes em hospitais. Agora, a engrenagem entre centros de pesquisa, hospitais, empresas e governo move-se lentamente e com rigor, filtrando erros que poderiam ser prejudiciais à saúde pública. Uma empresa nacional relatou ter enviado 70 quilos de documentos ao órgão responsável por essa área em Brasília e esperado sete anos até sair o registro de um medicamento similar ao Viagra.[257] Em contraste, o pedido de aprovação toma em média 2,5 anos para ser analisado na FDA, dos Estados Unidos, e existem mecanismos de análises rápidas (*Priority Review, Breakthrough Therapy, Accelerated Approval* e *Fast Track*) para medicamentos que interessam ao país, por representarem uma redução de gastos para o orçamento público e benefícios para os pacientes.

Sem contar os inventores contestados por falta de explicações sobre a origem, segurança de uso, eficácia e métodos de produção de suas formulações, apenas três – que seguiram as regras habituais de produção de conhecimento científico, com testes em modelos animais e debates com outros especialistas – completaram o ciclo de desenvolvimento de um fármaco, da descoberta ao uso por médicos e pacientes. O primeiro foi Carlos Botelho Jr., que testou a solução iodada em hospitais de Paris, de São Paulo e do Rio de Janeiro, embora aparentemente a produção e uso tenham sido interrompidos com sua morte. O segundo foi Juvenal Meyer, que criou a micelina, avaliada em pessoas com câncer no Rio de Janeiro e em São Paulo, produzida e distribuída por uma empresa por três décadas. O terceiro foi Oswaldo Lima, cujos compostos foram produzidos por um laboratório público de Pernambuco e distribuídos a hospitais da rede pública do país por quase 30 anos.

Depois de Lima, nenhuma outra molécula biologicamente ativa nascida em ambientes acadêmicos ou não acadêmicos conseguiu vencer todas as etapas de desenvolvimento e obter a aprovação para uso amplo. As moléculas de Odilon Nunes e de Raul Maranhão, que amadureceram na década de 1990, quando se definiram no Brasil as regras para realização de testes clínicos e aprovação de novos medicamentos, seguiram os protocolos científicos dos testes prévios de segurança e eficácia, apresentaram resultados impressionantes em ensaios preliminares em seres humanos, mas ainda não conseguiram cumprir todas as etapas de testes hoje necessários para sua produção e uso amplo.

O fato de moléculas aparentemente tão poderosas ainda não terem chegado às mãos de médicos e pacientes interessados em usá-las é uma indicação de que os avanços não dependem apenas do valor intrínseco – das qualidades – do trabalho científico. Não faltam dados científicos para fundamentar os prováveis benefícios do P-Mapa, das nanoemulsões lipídicas e do Amblyomin-X para as pessoas com câncer. O escasso debate sobre as possibilidades de aproveitamento da ciência nacional para benefício social amplo, a falta de motivação das instituições para converter resultados de pesquisa básica em aplicações práticas, a frágil articulação entre centros de pesquisa, empresas e órgãos de governo responsáveis pela formulação de políticas públicas e pela prestação de serviços de saúde à população, a preferência das empresas farmacêuticas nacionais pela produção de medicamentos genéricos (sem os riscos da inovação e com retorno de capital mais rápido que os originais), o peso e a inflexibilidade das atuais regras regulatórias e o alto custo e as dificuldades para a realização dos testes clínicos no Brasil ajudam a entender essa situação. Uma das lições da história da penicilina é que dificilmente um trabalho avança sem a convergência de objetivos de pessoas e instituições. Sem Chain e sem Florey, a descoberta de Fleming possivelmente teria se perdido. Sem as empresas dos Estados Unidos, a penicilina não teria sido produzida em quantidade suficiente para ser usada para tratar soldados feridos e depois para salvar milhões de vidas.

Os relatos também indicam que cientistas de centros de pesquisas e médicos de hospitais se conectavam mais entre si e com autoridades políticas do início a meados do século XX do que no início do século XXI. Em 1954, o presidente João Café Filho determinou "a experimentação oficial" de uma substância antitumoral de formulação secreta, proposta pelo engenheiro Sebastião Corain e logo depois desaprovada pelos médicos do Instituto Nacional do Câncer. Vereadores e deputados defenderam o apoio a medicamentos propostos por Alfeu Rabelo em Recife e por Paulo Bueno em São Paulo, embora ambos se recusassem a expor a composição de suas substâncias antitumorais. Em 1952, na Assembleia de São Paulo, Juvenal Meyer, que publicava e debatia os resultados de seus experimentos, foi elogiado publicamente e fez um discurso para defender a continuidade dos testes com a micelina, com a qual ele começara a trabalhar dez anos antes.

Os encontros com políticos – ao menos os noticiados – escassearam a partir da década de 1960, quando o governo militar expulsou ou silenciou os intelectuais das universidades, principalmente os interessados em promover a interação com grupos não acadêmicos. Ao mesmo tempo, consolidando um movimento que tinha começado décadas antes, com a criação das universidades, a ciência tornou-se mais regrada, lenta e dependente das instituições acadêmicas, que se fortaleciam e conquistavam autonomia. Uma hipótese a ser investigada por historiadores e sociólogos da ciência é se – ou em que medida – o regime militar, em vigor até a década de 1980, e o fortalecimento das instituições de pesquisa poderiam ter enfraquecido a audácia, a criatividade, o compromisso social e a solidariedade dos cientistas.

Em consequência, os especialistas dos centros de pesquisa se afastaram dos eventuais interessados na aplicação dos resultados de suas descobertas científicas. Quando saem de seus laboratórios, os cientistas têm de entrar sozinhos em espaços de negociação para os quais em geral não estão preparados. A comunicação dos resultados do trabalho científico, que poderia facilitar a articulação com outros grupos sociais, ainda é formal e limitada. Os artigos publicados em revistas científicas especializadas, a principal forma de os cientistas comunicarem suas descobertas, raramente chegam a empresários ou órgãos do governo. Como jornalista científico, tenho percorrido universidades e centros de pesquisa do Brasil e visto que os artigos nem sempre chegam até mesmo aos colegas mais próximos de seus autores, já que dificilmente são expostos nos corredores dos laboratórios ou nos sites das instituições, onde poderiam ser encontrados mais facilmente.

A visão sobre a origem, a evolução e as possibilidades de tratamento do câncer está hoje evidentemente mais refinada do que há um século. Não há mais espaço para explicações simplistas sobre o que é visto hoje como uma doença – ou conjunto de doenças distintas – causada pelo acúmulo de alterações genéticas, resultantes de fatores internos ou externos, que fazem as células se dividirem e se multiplicarem; alterações genéticas subsequentes permitem às células tumorais se espalharem pelo organismo e conquistarem outros tecidos. A despeito das transformações conceituais e tecnológicas, o problema a ser enfrentado continua o mesmo. "Os tumores destroem o homem de uma forma única e horrível, como carne de sua própria carne que de alguma forma se tornou proliferativa, desenfreada, predatória e ingovernável", disse Francis Rous ao receber o Prêmio Nobel de Medicina de 1966. As células tumorais, ele acrescentou, são células sem lei, porque não obedecem mais a lei fundamental que determina que os constituintes celulares de um organismo devem existir em harmonia e agir em conjunto para mantê-lo.[258]

Posfácio:
Um chamado para a ação

Perseverança é um atributo comum de todas as pessoas cujas histórias foram narradas neste livro. Fioravanti captura com precisão a força motriz que impulsiona cada um dos vários médicos e cientistas aqui retratados. Além de curiosos, todos apresentam um grande potencial transformador e buscaram, de uma maneira ou de outra, criar valor social ou econômico a partir de suas descobertas. Todos pertencem à classe, hoje tão demandada, de cientistas empreendedores ou inovadores.

Transformar o conhecimento científico em benefício das pessoas com câncer não é tarefa a ser protagonizada por um só indivíduo. Vários atores, em diferentes instâncias, participam da empreitada. Fazer uma descoberta chegar à aplicação traz angústias e frustração, que decorrem de barreiras aparentemente desnecessárias entre uma instância e outras. As barreiras retardam a aprovação de projetos, estudos clínicos, registros de produtos e assim por diante.

Há muitas razões para otimismo, porém.

Os esforços de médicos como Mário Kroeff, Antônio Cândido de Camargo, Celestino Bourroul e Antônio Prudente frutificaram e se espalharam por todo o país. Há vários centros de excelência formando médicos especializados nas várias áreas da Oncologia, com formação assistencial e em pesquisa clínica.

A atividade científica em Oncologia é uma das áreas que mais cresceram nos últimos 40 anos em todo o país. No início dos anos 1980, pesquisadores brasileiros não publicavam mais do que dez artigos por ano em periódicos de circulação internacional. Atualmente, cerca de 4 mil artigos que contam com a colaboração de grupos brasileiros são publicados nesses periódicos anualmente. Investimentos para a pesquisa sobre o câncer chegam a representar 5% dos investimentos da Fundação de Amparo à Pesquisa do

Estado de São Paulo (Fapesp) na área da Saúde. Ainda, há crescente interesse transdisciplinar nesta área de pesquisa, incluindo não somente as tradicionais interfaces das Ciências Biomédicas, mas também das áreas de Ciências Exatas, incluindo Ciências dos Dados, e Ciências Sociais.

Com pouco mais de 20 anos de atividade, o Conselho Nacional de Ética em Pesquisa em Seres Humanos (Conep) e a Agência Nacional de Vigilância Sanitária (Anvisa), que representam instâncias regulatórias dos processos de pesquisa clínica e registro de novos medicamentos, têm crescente interação com a área acadêmica e demonstram sensibilidade quanto à necessidade de formação especializada de seus quadros para atender a demanda de processos que avaliam. Seu foco, voltado para a preservação da segurança dos pacientes, tem se apurado ao longo dos anos. A progressiva especialização dos quadros de assessores deve acelerar o processo de avaliação de projetos, promovendo sua implantação. Ainda, o sistema de avaliação de ética em pesquisa depende também de um sistema descentralizado de avaliação de projetos, os Comitês de Ética em Pesquisa em Seres Humanos (CEPs). Os CEPs vêm trabalhando na formação de seus membros, o que deve impactar positivamente o processo de avaliação da pesquisa clínica. O fortalecimento desse sistema de avaliação descentralizado, com constante regulação pelo Conselho Nacional, é crítico para o ótimo andamento do sistema regulatório.

Cursos de pós-graduação espalhados pelo país colocam médicos e pesquisadores em formação lado a lado. Embora ainda restrita a alguns centros, essa prática é determinante para fomentar a pesquisa em equipe, absolutamente necessária para o desenvolvimento da área. Integração depende de cultura, de linguagem, de compreensão compartilhada das questões a serem estudadas e dos meios para fazê-lo. A formulação de soluções exige que se conheça a fundo o problema estudado. No caso do câncer, estamos frente a uma coleção de doenças com características comuns, como o crescimento desordenado de células que ultrapassam as barreiras fisiológicas entre os tecidos e órgãos, dando origem às metástases. Contudo, essa definição é de fato a convergência de muitos mecanismos diferentes. Compreender a base das diferenças é fundamental para entender por que uma abordagem universal para o tratamento do câncer provavelmente não existirá e é também fundamental para se definir qual o melhor cenário para o teste de uma nova abordagem terapêutica. Mais relevante ainda, a integração é decisiva para que se definam áreas em que a pesquisa de novas abordagens diagnósticas e/ou terapêuticas sejam prioritárias.

Prioridades são construções coletivas, não individuais, e claramente dependem da missão dos atores envolvidos na formulação do problema de pesquisa e de toda a árvore de decisão que se estabelece a partir da execução do projeto de pesquisa. É na sua formulação que temos as maiores oportunidades para melhoria da atividade de pesquisa em câncer e sua transferência para a área assistencial. A seleção de uma área para investimento, como um tema de pesquisa e sua aplicação, implica compromissos com a continuada avaliação de resultados e depende da fonte de financiamento: se exclusivamente pública, se exclusivamente privada (por exemplo, associada à indústria farmacêutica), se oriunda de parcerias público-privadas ou outras parcerias.

Para a agenda pública, temos uma oportunidade sem precedentes, representada pela consolidação das unidades de pesquisa clínica em todo o país, financiada pelos recursos do Fundo Setorial da Saúde, via Secretaria da Ciência, Tecnologia e Insumos Estratégicos do Ministério da Saúde, a partir dos anos 2000. Toda a estrutura parece montada para experimentos-piloto na área da Oncologia. É momento de se testar a eficiência dessas estruturas e promover estudos multicêntricos nacionais, revendo-se o papel do Sistema Único de Saúde, que poderia figurar como promotor de pesquisas clínicas de interesse público, segundo agenda amplamente discutida.

O sucesso das empresas privadas depende de seus conselhos para organização das prioridades de atuação, que criam a dinâmica de portfólios de estudos e projetos de pesquisa. Temos sempre muito a aprender com essa dinâmica e sua objetividade, sempre afeitas à missão da empresa. Experiências interessantes estão sendo promovidas por empresas da área, com impacto na forma que fazemos pesquisa no Brasil. Iniciativas como *Open Innovation*, a progressiva aproximação das empresas aos centros médicos e universidades para atividades de pesquisa e desenvolvimento, e a criação de centros de pesquisa, inovação e difusão ou centros de pesquisa em inovação tecnológica juntamente com a Fapesp (parcerias público-privadas para projetos de cinco a dez anos com recursos de origem mista) são alguns exemplos do que está sendo avaliado no momento.

Parcerias público-privadas remetem a uma modalidade de financiamento ainda pouco explorada no Brasil, embora historicamente tenha sido muito relevante. A Fundação Andrea e Virginia Matarazzo, paulista, apoiou a implementação da microscopia eletrônica no Brasil e financiou o primeiro laboratório de estudos sobre o câncer da Faculdade de Medicina da Universidade de São Paulo, então dirigido por Piero Manginelli, nos anos 1940-1950. Trinta anos depois, o magnata Daniel K. Ludwig instalou no Brasil uma filial do Instituto Ludwig de Pesquisa sobre o Câncer, que aqui atuou de 1983 a 2016, impactando de maneira muito positiva a formação de fração expressiva dos pesquisadores da área que temos no momento, além de ter apoiado programas decisivos para a ciência nacional, como o teste clínico da vacina contra o papilomavírus humano e projetos de genômica, ferramenta essencial para a implementação da Medicina de Precisão. O Programa de Oncobiologia da Universidade Federal do Rio de Janeiro aglutina um número expressivo de pesquisadores de diferentes instituições estaduais, por meio da Fundação do Câncer, e vem desempenhando papel importante na formação de recursos humanos para a pesquisa em Oncologia.

A estratégia representada por parcerias público-privadas pode aliar práticas da iniciativa privada para definição de prioridades, montagem de equipes, financiamento de projetos e extensão da atuação dos grupos de pesquisa para fora dos muros da Universidade ou Hospital, favorecendo o processo de transferência do conhecimento gerado para a sociedade brasileira. A percepção ainda é a de que essa transferência é pequena e que os médicos e cientistas estão distantes do seu real público-alvo: os pacientes e seus familiares. O preenchimento desse hiato é a nossa contrapartida para resgatarmos o apoio da sociedade organizada e de nossos representantes políticos para que possamos criar os arcabouços legais que favoreçam o processo de pesquisa, visando sua aplicação clínica. Precisamos continuar persistindo e agir, criando as condições de alinhamento necessárias para compreender o que é prioritário e buscar o comprometimento dos atores necessários para levarmos a empreitada toda a seu objetivo.

Roger Chammas
Professor titular de Oncologia da
Faculdade de Medicina da USP

NOTAS

Da liberdade ao labirinto

1 Proclamaçaõ do Governo Provisorio de Pernambuco, sobre a escravatura. Correio Braziliense, 109, jun. 1817, p. 618. Proclamaçaõ da Juncta Provisional do Governo da Bahia. Correio Braziliense, 157, jun. 1821, p. 617. Gazeta do Brasil, 24 out. 1827, pág. indet. Aurora Fluminense, 13 mai. 1833, p. 1.

2 Saules CL de. Considerações sobre a Ambayba e sua applicação á cura do cancro. Tese apresentada à Faculdade de Medicina do Rio de Janeiro em 14 de dezembro de 1848, p. 6.

3 Annaes Brasilienses de Medicina. 1851; 1:2-3.

4 Portugal O. O problema do cancer. O Estado de S. Paulo, 11 nov. 1909, p. 1.

5 Sanglard G. Laços de sociabilidade, filantropia e o Hospital do Câncer do Rio de Janeiro (1922-1936). Hist Cienc Saude Manguinhos. 2010; 17:127-47.

6 O Inca viveu uma longa fase de estagnação, com dificuldade para contratação de funcionários, até começar a ser revitalizado em 1991 com a criação da Fundação do Câncer, uma instituição filantrópica de direito privado, com autonomia patrimonial, administrativa e financeira, proposta por uma equipe de médicos liderada por Marcos Moraes, então diretor do Inca. Teixeira LA, Fonseca CMO. De doença desconhecida a problema de saúde pública: o Inca e o controle do câncer no Brasil, Rio de Janeiro: Ministério da Saúde; 2007:49, 58-86. Teixeira LA. O controle do câncer no Brasil na primeira metade do século XX. Hist Cienc Saude Manguinhos. 2010; 17:13-31.

7 Teixeira LA, Fonseca CMO. De doença desconhecida a problema de saúde pública: o Inca e o controle do câncer no Brasil, Rio de Janeiro: Ministério da Saúde; 2007:33-40. Kroeff M. Resenha da luta contra o câncer no Brasil – Documentário do Serviço Nacional de Câncer. 2. ed. Brasília – DF; 2007. Teixeira LA. O câncer na mira da medicina brasileira. Rev Bras Hist Ciênc. 2009; 2:104-17.

8 Kroeff M. O câncer é curável? Rev Bras Cancerol. 1947; 1:77-8.

9 Prudente expôs sua experiência em eletrocirurgia em uma reunião da Associação Paulista de Medicina em 10 de setembro de 1931: "Segundo elle a coagulação diathermica não é um phenomeno produzido pela acção directa do calor sobre os tecidos, como acontece com os cauterios communs. Na coagulação diathermica o calor desenvolvido é um phenomeno puramente accessorio. A coagulação dependeria da precipitação dos iônios e colloides em actividade dentro da cellula, os quaes perderiam a carga electrica que possuem, havendo perturbação profunda de equilíbrio, com destruição do systema iônico

e colloidal, que é um verdadeiro systema planetario, e precipitação dos seus componentes, com consequente morte da cellula. (...) Quanto às vantagens do methodo, considerou que: 1º) – a esterilidade permanente do instrumento operatório; 2º) – a hemostasia automática, que permite enormes intervenções, quasi sem perda de sangue; 3º) – a obliteração automática dos lymphaticos, o que tem grande importancia nos casos de cancer; 4º) – a ausencia de fumaça que impede a visão do campo operatório; 5º) – a capacidade de cortar do bisturi electrico, independente de ser uma lamina afiada; 6º) – a diminuição do choque post-operatorio; 7º) – a ausência de dôres após a intervenção; 8º) – a destruição dos germens e cellulas cancerosas tocadas pelo instrumento operatório; e 9º) – o seu emprego para biopsias. Em seguida passou ao estudo de varios casos operados pelo novo methodo, tanto pelo professor Keysser como por elle proprio, fazendo considerações sobre as diversas localisações e modalidade de tumores malignos". Associação Paulista de Medicina. O Estado de S. Paulo, 23 set. 1931, p. 4.

10 Congresso Internacional de Luta contra o Cancer. O Estado de S. Paulo, 7 jan. 1934, p. 10.

11 Prudente A. O câncer precisa ser combatido. São Paulo: Calvino Filho; 1935.

12 Primeiro Congresso Brasileiro de Cancer – Actas e trabalhos, v. 1. Summario da Sessão Inaugural, p. 20.

13 Iniciada ontem a campanha Nacional contra o Cancer. O Estado de S. Paulo, 7 abr. 1954, p. 3.

14 Sobre as histórias de Antonio e Carmen Prudente e do Hospital do Câncer, atualmente A.C.Camargo Cancer Center, ver: Iori C, Nassif EL. Antonio Prudente: Turning Dreams into Reality. Appl Cancer Res. 2005; 25:93-110. Torloni H. The Power of Antonio Prudente's Dream. Appl Cancer Res. 2005; 25:5. Marcolin N, Fioravanti C. Humberto Torloni: Nos bastidores da oncologia. Pesquisa Fapesp 2014; 216:22-9. Bueno E. O sonho de Carmen. São Paulo: Comunique Editora; 2015.

15 Depoimento do cirurgião Ademar Lopes, que assistiu à apresentação de Gentil, com quem trabalhou 15 anos. Comunicação pessoal, setembro de 2017.

16 Em um congresso internacional realizado em 2017 em Salvador, Bahia, três cirurgiões – o mineiro Ademar Lopes, do A.C.Camargo Cancer Center; o carioca Odilon de Souza Filho, diretor da Divisão de Oncologia do Inca; e o paulista Eduardo Hiroshi Akaishi, chefe do Grupo de Cirurgia Oncológica da Faculdade de Medicina da USP – foram premiados pelo trabalho pioneiro na implantação da chamada HIPEC, no início da década de 2000. Criada nos Estados Unidos, HIPEC quer dizer citorredução cirúrgica com quimioterapia hipertérmica intraperitonial. É uma técnica cirúrgica usada para eliminar tumores espalhados pelo abdômen. Após a retirada dos órgãos e tecidos com tumores visíveis, uma

solução com quimioterápico aquecido a 42 °C lava a região do abdômen entre uma hora e uma hora e meia. O calor pode matar as células tumorais e aumentar a permeabilidade aos medicamentos.

17 Promovido pelo Icesp, o Prêmio Octávio Frias de Oliveira homenageou, na categoria Personalidade de Destaque: em 2010, o cirurgião alagoano **Marcos Fernando de Oliveira Moraes**, que criou a Fundação do Câncer, foi diretor-geral do Instituto Nacional de Câncer (Inca) e, ao longo de 30 anos, contribuiu de modo intenso para a formulação e implantação das políticas públicas de tratamento e prevenção do câncer hoje em vigor no Brasil; e o empresário mineiro e vice-presidente da República **José Alencar Gomes da Silva**, reconhecido como exemplo de transparência pública e resistência contra o câncer, durante quase 15 anos; em 2011, o médico italiano naturalizado brasileiro **Ricardo Renzo Brentani**, que teve um papel importante na organização do ensino, na pesquisa e na redefinição dos métodos de atendimento nessa área, como primeiro professor titular de oncologia da Faculdade de Medicina da USP e diretor do Instituto Ludwig de Pesquisas sobre o Câncer e do Hospital do Câncer de São Paulo; em 2012, **Família Ermírio de Moraes – Grupo Votorantim**, pela participação na gestão e no apoio financeiro a hospitais filantrópicos; em 2013, a médica paulista **Silvia Regina Brandalise**, criadora do Centro Infantil de Investigações Hematológicas Dr. Domingos A. Boldrini, em Campinas, e renovadora da oncologia pediátrica; em 2014, a paraense **Angelita Habr-Gama**, primeira mulher cirurgiã da USP e renovadora da coloproctologia; em 2015, o hematologista paulista **Marco Antonio Zago**, responsável por uma renovação nas técnicas de análise de alterações de cromossomos, genes e proteínas associados a doenças do sangue; em 2016, o médico **Aristides Pereira Maltez Filho**, que desde 1992 dirige o Hospital Aristides Maltez (HAM), um dos principais centros de combate ao câncer do Brasil; em 2017, a senadora gaúcha **Ana Amélia Lemos**, que promoveu debates e propôs leis para melhorar o atendimento a pessoas com câncer no Brasil; e, em 2018, o oncologista pediátrico **Antonio Sérgio Petrilli**, um dos criadores e superintendente médico do Grupo de Apoio ao Adolescente e à Criança com Câncer (Graacc), um dos principais centros brasileiros de pesquisa e tratamento de crianças e adolescentes com câncer. Na área de oncologia, o Prêmio Fundação Conrado Wessel, destinado a personalidade ou entidade de reconhecimento nacional no campo da arte, ciência, medicina e cultura, reconheceu: em 2006, **Ricardo Renzo Brentani**; em 2009, o hematologista paranaense **Ricardo Pasquini**, pioneiro dos transplantes de medula óssea no Brasil; em 2010, **Angelita Habr-Gama**; em 2011, o urologista paulista **Miguel Srougi**; e, em 2012, **Marcos Moraes**.

18 A pesquisa e o desenvolvimento de novos medicamentos consistem de quatro etapas principais. A primeira é a identificação e caracterização de uma molécula com alguma atividade biológica que ajude a combater uma doença.

A segunda é pesquisa pré-clínica, na qual as moléculas candidatas são testadas em células (*in vitro*) e em animais de laboratório (*in vivo*), normalmente camundongos, ratos e macacos, a fim de avaliar a toxicidade e os efeitos benéficos, em diferentes doses; uma molécula que mostre resultados promissores em animais de laboratório pode não funcionar do mesmo modo em seres humanos e, se for muito tóxica, será abandonada. A terceira etapa é a pesquisa clínica, na qual a segurança de uso da molécula com toxicidade aceitável é avaliada em um grupo pequeno de pacientes (fase I); se os resultados forem positivos, a eficácia, o potencial terapêutico e a dosagem mais adequada serão avaliados em um grupo pequeno (fase II) e depois em um grupo maior de pacientes (fase III). Na última etapa desse processo, os candidatos a medicamentos que apresentarem resultados positivos nos estudos pré-clínicos e clínicos têm de ser aprovados pelas autoridades reguladoras de cada país (no Brasil, a Agência Nacional de Vigilância Sanitária, Anvisa) para então serem comercializados.

19 O Lavilabor obteve em 2016 o registro da marca Tivallec. Marcas. Revista da Propriedade Industrial, p. 3335, 1 nov. 2016. Diário Oficial da União, n. 221, 19 nov. 1999, p. 45, e n. 204, 24 out. 2001, p. 59. Santos R do C. CPQBA testa suplemento para portadores de câncer. Jornal da Unicamp. 2007; 352:8. Monteiro KM. Atividade farmacológica de suplemento nutricional TK3. Dissertação (Mestrado). Unicamp; 2006. Prestes JC. Estudo prospectivo, duplo-cego e randomizado, para avaliar a eficácia e a tolerabilidade do suplemento nutricional "TK3" na redução da toxicidade apresentada por pacientes em quimioterapia para diferentes tipos de câncer. Dissertação (Mestrado). Unicamp; 2010.

20 Ledford H. Brazilian courts tussle over unproven cancer treatment. Nature. 2015; 527:420-1. Teodoro CR, Caetano R. O caso da fosfoetanolamina sintética e a preocupante flexibilização das normas sanitárias no Brasil. Physis. 2016; 26:741-6. Fonseca AS, Buranello SM. Evolução da legislação de medicamentos no Brasil. In: Silva CR da. Desenvolvimento de medicamentos no Brasil. São Paulo: Nelpa, 2017. Anvisa – Agência Nacional de Vigilância Sanitária. Guia para a condução de estudos não clínicos de toxicologia e segurança farmacológica necessários ao desenvolvimento de medicamentos. Brasília: Anvisa; 2013.

21 Friedman M, Friedland G. As dez maiores descobertas da medicina. São Paulo: Companhia de Bolso; 2006:218.

22 Os capítulos *Lágrimas em Londres* e *A animada turma de Oxford* fundamentam-se em meu trabalho de Oxford. Fioravanti, CH. New perspectives on drug development in developing countries: A case study of the Brazilian compound P-Mapa. Reuters Fellowship Paper, Oxford University; 2007. Fioravanti, CH. Fungos, instituições, máquinas e pessoas em negociação: o percurso do fármaco P-Mapa. Tese (Doutorado). Unicamp; 2010. Fioravanti, CH. A molécula mágica. São Paulo: Manole; 2016.

146

A sífilis, enfim vencida

23 Oliveira MB, Fernandes BPM. Hempel, Semmelweis e a verdadeira tragédia da febre puerperal. Sci Stud. 2007; 5:49-79. Fernandez BPA. O homem e a ciência: o caso histórico de Ignác Semmelweis. Episteme. 2006; 11:419-23.

24 Porto Â. Representações sociais da tuberculose: estigma e preconceito. Rev Saúde Públ. 2007; 41:43-9.

25 O salvarsan e seus derivados foram usados ao longo de décadas, até serem substituídos pela penicilina e outros antibióticos mais eficazes contra as bactérias e com menos efeitos colaterais. No Brasil, o salvarsan e o neosalvarsan foram testados para tratar leishmaniose, uma doença então comum no país, também conhecida como *úlcera de Bauru, ferida brava* ou *calazar*. No Instituto Oswaldo Cruz, no Rio de Janeiro, o médico paraense Gaspar Vianna tinha identificado o agente causador da leishmaniose tegumentar americana, o protozoário *Leishmania braziliensis*, uma variedade diferente da encontrada na Europa, transmitida pelo mosquito palha ou birigui. Em 1912 Vianna apresentou os primeiros tratamentos bem-sucedidos com tártaro emético, mas ainda não era o ideal, porque o composto, à base de antimônio, matava as *Leishmania* à custa de danos indesejáveis ao organismo. A seu pedido, o médico Oscar d'Utra e Silva começou a aplicar e avaliar em pessoas diferentes dosagens de vários medicamentos, entre eles o salvarsan e o neosalvarsan, que em algumas pessoas tratadas ajudaram a conter bastante a leishmaniose, mas em outras não apresentaram qualquer efeito benéfico. Silva Od'U e. Sobre a leishmaniose tegumentar e seu tratamento. Mem Inst Oswaldo Cruz. 1915; 7:213-48.

26 Ehrlich P. International Medical Congress: Address in Pathology, on chemiotherapy. Br Med J. 1913; 2746:353-9.

27 Marquardt M. Paul Ehrlich, some reminiscences. Br Med J. 1954; 1:665-6. Heynic F. The original "magic bullet" is 100 years old. Br J Psychiatry. 2009; 195:456. Winau F, et al. Paul Ehrlich – in search of the magic bullet. Microb Infect. 2004; 6:786-9. Silverstein, AM. Paul Ehrlich's passion: The origins of his receptor immunology. Cell Immun. 1999; 194:213-21. Gensini GF, et al. The contributions of Paul Ehrlich to infectious disease. J Infec. 2007; 54:221-4. Krause RM. Paul Ehrlich and O.T. Avery: pathfinders in the search for immunity. Vaccine. 1999; 17:64-7.

Lágrimas em Londres

28 Veloso AJB. Descobertas simultâneas e a medicina do século XX (2ª parte). O caso da penicilina e das sulfamidas. Med Interna. 2006; 13:52-60.

29 Allison VD. Personal recollections of Sir Almroth Wright and Sir Alexander Fleming. The Ulster Medical Journal. 1974; 43:89-98.

30 Wright AE, Semple D. Remarks on vaccination against typhoid fever. Br Med J. 1897; 1:256-9. Henderson J. The Plato of Praed Street: the life and times of Almroth Wright. JRSM. 2001; 94:364-5.

31 Sykes R. Penicillin: from discovery to product. Bull World Health Organ. 2001; 79:778-9.

32 Hare R. New light on the history of penicillin. Med Hist. 1982; 26:1-24.

33 Sykes R. Penicillin: from discovery to product. Bull World Health Organ. 2001; 79:778-9.

34 Fleming relatou que observou esse efeito inicialmente em um paciente com coriza aguda, cuja secreção nasal foi colhida e cultivada; nos primeiros três dias quase não houve sinal de crescimento de bactérias, que só começaram a proliferar a partir do quarto dia. Fleming A. On a remarkable bacteriolytic element found in tissues and secretions. Proc R Soc Lond. 1922; 93:306-17.

35 Hare R. The scientific activities of Alexander Fleming, other than the discovery of Penicillin. Med Hist. 1983; 27:347-72.

36 O historiador da ciência português Antonio José Barros Veloso observou: "Este episódio merece um breve comentário pela sua semelhança com o caso das culturas de vibrião colérico abandonadas por Pasteur durante as férias de verão que, ao serem inoculadas em galinhas, tinham perdido a virulência, mas mantinham a capacidade de proteger contra novas infecções. São dois acontecimentos fortuitos que não tinham sido programados. Mas tanto Pasteur como Fleming estavam com o espírito preparado para não deixar passar acasos felizes como estes. O que para muitos poderia ter sido um facto sem qualquer significado funcionou para eles como ponto de partida para descobertas brilhantes". Veloso AJB. Descobertas simultâneas e a medicina do século XX (2ª parte). O caso da penicilina e das sulfamidas. Med Int. 2006; 13:52-60.

37 Hare R. New light on the history of penicillin. Med Hist. 1982; 26:1-24.

38 Allison VD. Fifty years of penicillin. Br Med J. 1979; 1:1625.

39 Fleming A. On the antibacterial action of cultures of a Penicillium, with special reference to their use in the isolation of B. influenzae. Br Exp Pathol. 1929; 10:226-36.

40 Fleming A. Some problems in the use of antiseptics. Br Dent J. 1932; 52:105-17. Fleming A. On specific antibacterial properties of penicillin and potassium tellurite; incorporating a method of demonstrating some bacterial antagonisms. J Pathol Bacteriol. 1932; 35:831-42. In: Hare R. New light on the history of penicillin. Med Hist. 1982; 26:1-24.

41 Hare R. The scientific activities of Alexander Fleming, other than the discovery of Penicillin. Med Hist. 1983; 27:347-72.

42 Veloso AJB. Descobertas simultâneas e a medicina do século XX (2ª parte). O caso da penicilina e das sulfamidas. Med Interna. 2006; 13:52-60.

A animada turma de Oxford

43 Harris H. Florey and penicillin. Oxford Mag. 1998; 158:1-5. Harris H. Howard Florey and the development of penicillin. Notes Rec R Soc Lond. 1999; 53:243-52.

44 Friedman M, Friedland G. As dez maiores descobertas da medicina. São Paulo: Companhia de Bolso; 2006:215.

45 Joklik WK. The story of penicillin: The view from Oxford in the early 1950s. FASEB J. 1996; 10:525-8.

46 Chain E. Thirty years of penicillin therapy. Proc R Soc Lond B. 1971; 179:293-319.

47 Uma tradução dos artigos de 1924 e 1925 de André Gratia pode ser encontrada em: Fioravanti C. André Gratia, pioneiro pouco conhecido da história dos antibióticos. Cad Hist Ciênc. 2014; 8:285-97.

48 Scoville C. de, et al. Nobel chronicle: Fleming and Gratia. Lancet. 1999; 354:258. Gratia, J-P. André Gratia: a forerunner in microbial and viral genetics. Genetics. 2000; 156:471-6. Gratia A, Dath S. Propriétés bactériolytiques de certaines moisissures. C R Biol. 1924; 91:1442. Gratia A, Dath S. De l'action bacteriolytique des streptothrix. C R Biol. 1925; 92:1125. Gratia A, Dath S. Moisissures et microbes bactériophages. C R Biol. 1925; 92:46.

49 Shama G. No new thing under the sun (?): on claims to the discovery of penicillin prior to 1928. J Pharm Microbiol. 2017; 3:1-4. Arseculeratne SN, Arseculeratne G. A re-appraisal of the conventional history of antibiosis and Penicillin. Mycoses. 2017; 60:343-7.

50 Veloso AJB. Descobertas simultâneas e a medicina do século XX (2ª parte). O caso da penicilina e das sulfamidas. Med Interna. 2006; 13:52-60.

51 Friedman M, Friedland G. As dez maiores descobertas da medicina. São Paulo: Companhia de Bolso; 2006:218.

52 Harris H. Florey and penicillin. Oxford Mag. 1998; 158:1-5.

53 Friedman M, Friedland G. As dez maiores descobertas da medicina. São Paulo: Companhia de Bolso; 2006:220.

54 Chain E, et al. Penicillin as a chemotherapeutic agent. Lancet. 1940; 1:226-8.

55 Moberg CL. Penicillin's forgotten man: Norman Heatley. Science. 1991; 253:734-5.

56 Hare R. The scientific activities of Alexander Fleming, other than the discovery of Penicillin. Med Hist. 1983; 27:347-72.

57 Goldsworthy P, McFarlane A. Howard Florey, Alexander Fleming and the fairy tale of penicillin. The Medical Journal of Australia. 2002; 176:178-80.

58 Libenau J. The British success with penicillin. Soc Stud Sci. 1987; 17:69-86.

59 First intrathecal injection of penicillin: graph of temperature, pulse rate etc. of Fleming's patient Harry Lambert, before and after receiving penicillin, August 1942. British Library Add. MS 56183, f.282.

60 No original: "In the leading article on penicillin in your issue yesterday you refrained from putting the laurel wreath for this discovery round anybody's

brow. I would, with your permission, supplement your article by pointing out that, on the principle palmam qui meruit ferat, it should be decreed to professor Alexander Fleming of this research laboratory. For he is the discoverer of penicillin and was the author also of the original suggestion that this substance might prove to have important applications in medicine". Citado e comentado em Hare, *The scientific activities of Alexander Fleming, other than the discovery of penicillin*. Hare apresenta a possibilidade de a carta ter sido escrita por Lord Moran, reitor da Faculdade de Medicina do St. Mary, e apenas assinada por Wright, que estaria mais interessado em republicar seus trabalhos, assegurando sua fama para a imortalidade, do que em valorizar o trabalho de Fleming. Wright teria aceitado o pedido de Moran porque gostava de propaganda pessoal.

61 Shama G. Auntibiotics: the BBC, penicillin, and the second world war. Br Med J. 2008; 337:1464-6. Joklik WK. The story of penicillin: The view from Oxford in the early 1950s. FASEB J. 1996; 10:525-8.

62 Brazil – The Inter-American Congress of Medicine. JAMA, 9 nov. 1946, p. 598.

63 Moberg CL. Penicillin's forgotten man: Norman Heatley. Science. 1991; 253:734-5.

64 Harris H. Florey and penicillin. Oxford Mag. 1998; 158:1-5. Harris H. Howard Florey and the development of penicillin. Notes Rec R Soc Lond. 1999; 53:243-52.

65 Três exemplos: **1.** A estreptomicina, isolada em 1943 da cultura de um fungo de solo, o *Streptomyces griseus*, foi um dos destaques de uma reunião científica sobre novos antibióticos realizada na Academia de Ciências de Nova York em janeiro de 1946. A estreptomicina era uma possibilidade atraente para o tratamento de tuberculose, sobre a qual a penicilina não atuava, embora apresentasse uma toxicidade alta. Em 1947, em uma reunião de cientistas em Dundee, na Escócia, Ernest Chain comemorou o fato de a estreptomicina ter sido eficaz nos testes para tratar militares com tuberculose, mas observou que muitas bactérias, incluindo a causadora de tuberculose, desenvolviam resistência muito rapidamente contra esse novo antibiótico. **2.** Em agosto de 1947, na Nature, uma equipe da Wellcome Physiological Research Laboratories, da Inglaterra, apresentou a aerosporina, extraída do *Bacillus aerosporus*, bactéria isolada do solo de um jardim em Surrey em 1946 e depois em Yorkshire. Parecia promissora porque era "relativamente estável" (a penicilina era bastante instável), "facilmente produzida" e os métodos de cultura utilizados não tinham registrado a formação de microrganismos resistentes. **3.** Em novembro de 1948, a revista da Academia de Ciências de Nova York publicou uma série de 16 trabalhos sobre a aureomicina, antibiótico extraído do *Strepmyces aerofaciens*, que tinha sido identificado por pesquisadores da empresa Cyanamid Company, de Nova

York, e testado *in vitro*, com apoio da FDA, nas universidades Johns Hopkins e Harvard. Até aquele momento, os testes da aureomicina haviam mobilizado 43 pesquisadores (16 da própria Cyanamid). A aureomicina tinha baixa toxicidade, quase nenhum efeito colateral, e, diferentemente da estreptomicina, não havia evidências de resistência bacteriana em testes *in vitro* e *in vivo* – parecia promissora, especialmente para doenças de origem viral, como conjuntivite e herpes simples na córnea. Os médicos do Hospital Harlem e da Universidade Columbia, em Nova York, haviam tratado 35 pessoas com linfogranuloma venéreo, uma doença sexualmente transmissível de origem bacteriana, e viram "excelentes resultados". Para o tratamento de gonorreia, os resultados eram inferiores aos da penicilina.

66 Ribeiro DF. Penicillin action on the germination of seeds. Science. 1946; 104:2688.

Peripécias brasileiras

67 A penicilina salva mais uma vida. O Estado de S. Paulo, 6 mai. 1944, p. 8.

68 X. O Momento Internacional: Medicina e Guerra. Folha da Manhã, 15 mar. 1942, p. 6. White EC. Bactericidal filtrates from a mold culture. Science. 1940; 92:127. Glister GA. A New Antibacterial Agent produced by a Mould. Nature. 1941; 148:470. Glister GA, Williams TI. Production of Gliotoxin by Aspergillus fumigatus mut. helvola Yuill. Nature. 1944; 153:651.

69 Cardoso H, et al. Produção de penicilina terapêutica. Mem Inst Oswaldo Cruz. 1945; 43:161-70 (com desenho da planta piloto). Adolpho da Rocha Furtado examinou 12 amostras de *Aspergillus flavus*, das quais dez apresentaram atividade antibacteriana; depois testou 32 amostras de *Aspergillus niger* da coleção do Instituto, nenhuma mostrando efeito antibiótico, e outras 14, enviadas diretamente por pesquisadores de Oxford, "com o pedido especial para dosarmos sua atividade antibiótica"; em um dos meios de cultura utilizados, sete apresentaram atividade antibiótica contra *Staphylococcus aureus*, uma das espécies de bactérias usadas nos testes e ainda hoje um dos principais agentes de infecção hospitalar. Furtado A da R. Atividade antibacteriana do *Aspergillus flavus*. Mem Inst Oswaldo Cruz. 1955; 41:45-57. Furtado A da R. Atividade antibacteriana do Aspergillus niger van Tieghem, 1867; pesquisas em 14 amostras da National Collection of Type Cultures (M. R. C.). Mem Inst Oswaldo Cruz. 1946; 44:543-7. Magalhães O, Rocha A. Tifo exantemático neotrópico no Brasil: ensaios terapêuticos com a penicilina. Mem Inst Oswaldo Cruz. 1944; 41:59-64. Cardoso HT, et al. Produção de penicilina terapêutica. Mem Inst Oswaldo Cruz. 1945; 43:161-70.

70 Prado F, et al. Ensaios terapeuticos com a penicilina preparada no Instituto Butantan. Mem Inst Butantan. 1944; 23:115-28.

71 Scientific notes and news. Science. 1945; 101:61.

72 Curiosamente, o nome de Juvenal Ricardo Meyer apresenta uma inversão, considerando os padrões usados no Brasil: Ricardo era o sobrenome do pai, Gaspar Ricardo, nascido em Portugal, e Meyer, da mãe, Ida Meyer Ricardo, filha de imigrante suíço que se casou com um brasileiro.

73 Meyer JR. Embolia pulmonar amnio-caseosa. Bras Med. 1926; 2:301-3. Entre os 24 trabalhos da coleção de trabalho científicos do ano de 1927 da Faculdade de Medicina, ele era o único autor de dois e coautor em outro. Pela Faculdade – Vida official. Revista da Medicina. 1927; 529.

74 Rebouças MM, et al. Henrique da Rocha Lima, o consolidador do Instituto Biológico. São Paulo, Fapesp; 2009.

75 José Reis relatou que Rocha Lima cuidara pessoalmente do texto de um dos folhetos do instituto, escrevendo que o Biológico era "...um Instituto de ciência aplicada, que tanto difere das instituições técnicas em que doutores não estudam como das científicas em que os estudos ficam alheios à prática. ... onde, pois, se formam na pesquisa e na experimentação as armas de suas realizações práticas e se colocam em quarentena os palpites de autoridades convencionais e da erudição livresca. ...onde se verificam e se retomam constantemente os problemas práticos em busca de aperfeiçoamento em vez de defender comodamente técnicas estabilizadas". Reis J. Personalidade de Rocha Lima. Arq Inst Biol. 1956; 23:7-21.

76 Esta carta, de 27 de outubro de 1950, ao diretor do Instituto, Agesilau Bitancourt, expressa sua abnegação ao trabalho: "No dia 19 do corrente fiquei com uma gripe que me obrigou a permanecer de cama vários dias. Como consequência disso sobreveio uma lesão no ouvido interno que, além de me deixar meio surdo afetou-me parte do trigêmio causando-me desagradabilíssimas crises de nevralgia", ele justificava. "Por causa do sofrimento resultante deste estado e do tratamento que estou fazendo não me tem sido possível observar com a regularidade desejada o horário de serviço, tendo eu, muito a contragosto, entrado atrazado e nas tardes frias saído antecipadamente".

77 Meyer JR. Orquídeas ao alcance de todos. São Paulo de ontem, de hoje e de amanhã – Boletim do Departamento Estadual de Informações. 1947; 7:4-6.

78 Meyer JR, Saborido J. Algumas pesquizas sobre a biologia do sarcoma transplantável da galinha encontrado em S. Paulo. Arq Inst Biol. 1934; 5:113-26.

79 Como outros pesquisadores, ele coordenava ou iniciava os estudos, que outros executavam, e escrevia o texto, constando geralmente como único autor, seguindo as regras da época, raramente indicando os outros participantes do trabalho. Dos quase 30 artigos sobre câncer que publicou, em apenas um (Meyer JR. Ação desfavorável da tireoglobulina sobre o desenvolvimento dos excertos de adenocarcinoma mamário do camundongo. Arq Inst Biol. 1960; 27:137-40.)

ele reconheceu que não fazia tudo sozinho e agradeceu "ao Sr. Gastão Barbosa Rodrigues, pela assistência prestada, inoculando animais, preparando rações, acompanhando e registrando os dados de cada experiência".

80 Ele avaliou também a ação dos diversos ingredientes do meio de cultura do fungo (nitrato de sódio, fosfato monobásico de potássio, sulfato de magnésio, cloreto de zinco, sulfato ferroso, lactose, água e extrato aquoso de levedo) sobre os tumores, e apenas o cloreto de zinco inibia o crescimento dos tumores. Em um meio de cultura sem cloreto de zinco, o fungo demorou mais para crescer, mas o líquido apresentou atividade antineoplásica. Ele observou que a atividade antitumoral do líquido de cultura aparecia "à medida que o *P. notatum* vai crescendo. No começo ela coincide com o desenvolvimento da cor amarela do meio de cultura. Sua intensidade é máxima a partir do 10º ao 15º dia". Meyer JR. Indícios da existência de uma substância antineoplásica formada nos líquidos de cultura do *"Penicillium notatum"*. Arq Inst Biol. 1945; 16:307-14.

81 A nota do JAMA: "An Antineoplasic substance. Dr. Juvenal R. Meyer of the Instituto Biologico de São Paulo performed a series of experiments concerning an anti-carcinomatous property developed by Czapek-Do x medium in which Penicillium notatum was cultivated. This property was demonstrated in vitro with small pieces of a transplantable tumor of mice. One hundred per cent of tumor pieces from 3 to 5 mm. in diameter treated under ice box temperature by this medium during seventy-two hours failed to develop new tumors when incorporated in inoculated mice, while 100 per cent of control pieces of the same tumor treated with Tyrode solution under the same conditions resulted in tumors after their inoculation. This action was not due to pure culture medium or to penicillin as procured in commercial form. The mediums were 100 per cent active from the tenth to the fifteenth day of culture and partially active two days before or one month after this period. This anticarcinomatous action was maintained after the active medium were submitted to a temperature of 100 C. during thirty to forty-five minutes. JAMA. Foreign Letters – Brazil (from our regular correspondent, São Paulo, Aug. 10, 1946), 21 set. 1946, p. 170.

82 Em uma correspondência de 14 de novembro de 1950 ao diretor do Instituto, Agesilau Bitancourt, Meyer escreveu: "Assiste-me a obrigação de comunicar a V.S. que devo fazer hoje uma viagem ao litoral, a fim de colher *Polyporus cinnabarinus* recentemente frutificado para prosseguir experiências que tive ocasião de iniciar com esse material. Outrossim, devo comunicar que estarei de volta no próximo dia 17". Em 1º de fevereiro de 1951 ele solicita outra autorização para ausentar-se e coletar material, afirmando que estaria de volta ao trabalho no dia 7.

83 Meyer JR. Tentativas para separação da substância antineoplásica que se forma nos líquidos de cultura de "Penicillium notatum". Arq Inst Biol. 1946; 17:163-81. Meyer JR, Cerruti H. Ação antineoplásica dos extratos aquosos do

Polyporus cinnabarinus demonstrada in vitro com um tumor transplantável do camundongo. Arq Inst Biol. 1946; 17:175-81. Meyer JR. Ação antineoplásica dos filtrados de cultura de "Aspergillus flavus link" demonstrada "in vitro" sobre um tumor transplantável do camundongo. Arq Inst Biol. 1947-48; 18:239-42. Kidd JG. Effects of an antibiotic from *Aspergillus fumigatus* Fresenius on tumor cells *in vitro*, and its possible identity with gliotoxin. Science. 1947; 105:511-3.

84 Cunha AM da, et al. Ensaios terapêuticos com penicilina: I – Bouba (Framboesia, Pian, Yaws). Mem Inst Oswaldo Cruz. 1944; 40:195-200. Leão AE, et al. Ensaios terapêuticos com penicilina: II – Sífilis: (Nota prévia). Mem Inst Oswaldo Cruz. 1944; 41:237-45. Cunha AM da, et al. Ensaios terapêuticos com penicilina: III – Bouba (Framboesia, pian, yaws): (continuação): penicilina de procedência americana, empregada em doses baixas também cura aparentemente esta enfermidade. Mem Inst Oswaldo Cruz. 1944; 41:247-55.

85 O parentesco institucional entre o Instituto Biológico de São Paulo e o Serviço Nacional do Câncer deve ter superado a tensão gerada no Rio com a visibilidade crescente do médico paulista Antônio Prudente Meireles de Morais, professor da USP, diretor da Associação Paulista de Combate ao Câncer (APCC) e principal liderança em São Paulo nessa área. Em 1943, Antônio Prudente havia submetido ao governo federal seu plano de formação de uma Rede Nacional contra o Câncer para organizar os incipientes serviços de tratamento. Suas propostas colidiam com o que Kroeff, Azevedo e outros médicos do SNC, criado dois anos antes, estavam fazendo ou planejando. Andrade R de P, Lana V. Médicos, viagens e intercâmbio científico na institucionalização do combate ao câncer no Brasil (1941-1945). Hist Cienc Saude Manguinhos. 2010; 17:109-26.

86 Em 1927, a pedido do governo, Azevedo havia feito um levantamento sobre a organização da luta anticâncer na França e na Alemanha, indicando o que se deveria fazer no Brasil, começando por um estudo estatístico, já que ainda não era uma doença de notificação obrigatória nem se conhecia a alcance do câncer na população (Kroeff M, 2007, p. 28-9). Além de atender jornalistas (exemplos em Kroeff M, 2007, p. 298 e 312-3), Azevedo deu uma palestra no microfone da rádio Ministério da Educação em 9 de janeiro de 1943, combatendo a ideia de que o câncer era contagioso e reforçando a possibilidade de cura, desde que detectado no início (Kroeff M, 2007, p. 346-9). Kroeff M. Resenha da luta contra o câncer no Brasil: documentário do serviço nacional de câncer. Brasília: Ministério da Saúde; 2007.

87 Azevedo S. Em torno da ação terapêutica dos extratos de certos cogumelos no câncer humano. Rev Bras Cancerol. 1948; 2:5-8.

88 No mesmo artigo, Azevedo apresenta o estado da arte dos tratamentos contra câncer e descreve os testes clínicos feitos no SNC com uma proteína do protozoário *Trypanosoma cruzi* (na época chamado *Esquizotripano cruzi*), que teria

ação antitumoral, como dois pesquisadores russos haviam proposto em 1938: "A fim de verificar o acerto dos trabalhos dos investigadores russos, fizemos em colaboração com o Dr. Júlio Muniz, Chefe do Serviço do Instituto Oswaldo Cruz, uma série de observações com uma vacina preparada por esse ilustre pesquisador, nas melhores condições de técnica. No Serviço Nacional de Câncer, em cerca de 40 casos os mais diversos, de cânceres inoperáveis da mama, útero, boca, laringe, tireoide, etc., injetamos diariamente ou em dias alternados, durante cerca de 4 meses, quer por via muscular, quer mesmo por via endovenosa, massas consideráveis de esquizotripanos mortos por congelação. De modo geral, não observamos reações locais nem gerais, constatando como resultados favoráveis, em 50% dos casos, diminuição e mesmo desaparecimento das dores, melhoras gerais e regressões parciais da tumoração, que, entretanto, nunca chegou a desaparecer. Todos os casos, aliás muito avançados, com estado geral mau, caquético, terminaram em falecimento em prazo variável de 3 a 8 meses, após tratamento. Apenas, entre os 40, um caso mantém-se há cerca de um ano, com aparência de cura clínica". Azevedo S. Em torno do tratamento médico do câncer. Revista Brasileira de Cancerologia. 1949; 2:69-82.

89 Pereira Jr. J. Tolerância à micelina em mamíferos. Arq Inst Biol. 1954; 21:65-70.

90 Não foi só o Biológico que silenciou. A década de 1950 marcou o início do enfraquecimento e da redução da visibilidade pública dos institutos públicos de pesquisa em São Paulo. A situação inquietou Afrânio do Amaral, médico que havia dirigido o Butantan e tinha aparecido na capa da *Time* em 1929 segurando uma cobra de mais de um metro de comprimento – a reportagem o apresentava como "o homem mais ativo no mundo quando se trata da pesquisa com veneno de cobra". "Nos dois últimos decênios", Amaral alertou em 1954, "começamos gradativamente a perder terreno neste setor particular de nosso progresso, até que hoje em dia estamos insensivelmente chegando à triste condição de meros repetidores de trabalhos alienígenas. Damos ao mundo a impressão de havermos exaurido a nossa resistência, em tão curto espaço de tempo, na aplicação de esforços em determinado sentido. Cansamos. Acampamos. Demos de copiar a ciência alheia. E mostramo-nos satisfeitos. Em lugar de fornecer cientistas para organizar ou dirigir serviços no exterior, contentamo-nos com recebê-los de fora para que nos ajudem na árdua tarefa de voltarmos a possuir ciência própria e original". O Butantan foi um dos poucos institutos paulistas que conseguiu se renovar, em boa parte devido a lideranças como Willy Beçak, que dirigiu o Instituto depois dessa crise, e de Isaías Raw, que ingressou na década de 1980 para regularizar e ampliar a produção de vacinas. Amaral A do. Evolução dos institutos científicos. Parcerias Estratégicas. 2006; 11:397-433. Sobre a história da Genética no Instituto Butantan Entrevista com Willy Beçak. Cad Hist Ciênc. 2008; 4:113-34. Escobar H. "Não fiz a Fundação Butantã para ser fábrica de vacinas". O Estado de S. Paulo, 20 jun. 2010, p. A24.

91 Uma carta de José de Oliveira Ramos, primeiro secretário do Instituto Paulista de Pesquisas sobre Câncer, a Hélio Sermenha Lepage, diretor-geral do Instituto Biológico, datada de 15 de abril de 1952, explicita o interesse do Instituto Paulista em produzir a micelina e solicita a autorização para um técnico do Biológico ser dispensado "três horas aproximadamente, duas vezes na semana, durante oito meses" para orientar a instalação e o funcionamento do laboratório de produção do composto. Em correspondência a Lapage datada de 17 de abril de 1952, Meyer argumenta que a produção da micelina "até certo ponto escapa às finalidades do Instituto Biológico", lembra que o Instituto Paulista tinha manifestado "o desejo de produzir e distribuir gratuitamente em maior escala o medicamento em estudo" e pede para se ausentar do Biológico, durante duas ou três horas, duas vezes por semana, por dois meses, para acompanhar a produção. Em comunicado de 2 de maio de 1952 ao secretário da Agricultura, Lapage aprova seu pedido.

92 Os membros da primeira diretoria eram: presidente, Juvenal Ricardo Meyer, apresentado como diretor do Instituto Biológico; vice-presidente, Jorge Erdelyi, engenheiro eletrotécnico; primeiro secretário, José de Oliveira Ramos, cirurgião e membro da Sociedade Brasileira de Cancerologia; segundo secretário, Raul B. Faria, hematologista e chefe do banco de sangue do Hospital Municipal; primeiro tesoureiro, Fernando Arcuri, engenheiro, do Instituto de Pesquisas Tecnológicas; segundo tesoureiro, Vicente de Oliveira Ramos, médico do Instituto dos Bancários e do Hospital Leão XIII; bibliotecário-arquivista, Gunter Hoxter, bioquímico, chefe da seção de bioquímica do Instituto Butantan. Como anunciado, mas não detalhado, professores da Faculdade de Medicina da USP faziam parte do Conselho Técnico-Consultivo. A sessão solene inaugural foi realizada em 17 de janeiro de 1952 no auditório da Biblioteca Municipal, rua da Consolação, 94, às 21 horas. Antes da confirmação de Meyer como presidente, há registros de que o primeiro presidente do Instituto era o cirurgião Mário Ottobrini Costa, professor da Faculdade de Medicina da USP e Diretor-geral do Departamento de Saúde do Estado de São Paulo. Em 1952, o IPPC importou da Inglaterra, com isenção de impostos, a Railwayland, uma cidade em miniatura, com funcionamento elétrico, exposta no parque Trianon, na Avenida Paulista, e complementada com filmes sobre o câncer e desenhos de Walt Disney sobre saúde e nutrição. O nome de Sérgio Azevedo constava da programação científica da 1ª Exposição Beneficente, realizada em outubro de 1952 no Trianon, indicando que as relações entre as equipes do Rio e de São Paulo não haviam se desfeito. Instituto Paulista de Pesquisas sobre o Câncer. O Estado de S. Paulo, 30 dez. 1951, p. 9. Instituto Paulista de Pesquisas sobre o Câncer. O Estado de S. Paulo, 17 jan. 1952, p. 8. Editais – Instituto Paulista de Pesquisas sobre o Câncer – Convocação de Assembléia Geral. O Estado de S. Paulo, 9 set. 1953, p. 17. Pesquisas sobre o câncer – chega a São Paulo cidade-miniatura para exposição

beneficente. O Estado de S. Paulo, 20 set. 1952, p. 9. Pesquisas sobre o câncer. O Estado de S. Paulo, 26 out. 1952, p. 16.

93 Meyer também isolou e caracterizou compostos antitumorais extraídos da cultura de outros fungos, do gênero *Pestalozzia* e da espécie *Beauveria bassiana*, descritos em artigos publicados na Arquivos do Instituto Biológico de 1951 a 1958.

94 No relatório do IPPC de 1952 e 1953, Erdely ampliou para 350 o total de pacientes tratados com a micelina, usada como agente terapêutico único ou em conjunto com a caplecina, formulação desenvolvida pelo próprio Erdelyi e também produzida no IPPC. Segundo ele, os medicamentos propiciavam "aos cancerosos desenganados (pois essa classe de doentes constituiu 90% de nossos clientes) sobrevivência mais confortável e uma esperança consoladora, em seus últimos dias de sofrimento"; "...embora não os curassem, pelo menos aliviavam suas dores e permitiram morte mais suave". Entre os 233 casos que apresentaram melhoras clínicas, observou-se apenas um caso de cura, em uma mulher de 65 anos com sarcoma, com "evolução ótima do estado geral da paciente" e "desaparecimento do tumor, que era subcutâneo". Erdelyi J. Atividades do Instituto Paulista de Pesquisas sobre o Câncer. Biênio, 1952-53, p. 8-11. São Paulo, IPPC. Meyer JR. Ensaio de tratamento quimioterápico pela micelina antineoplásica em casos de cânceres humanos não operáveis. Arq Inst Biol. 1952; 21:43-6. Uma das referências desse artigo é um trabalho apresentado no V Congresso Internacional de Cancerologia de Paris em 1950: Cantero A, et al. Necrotizing and anti-neoplastic effects of new crude fungi extracts in sarcoma bearing mice. Experimental and Clinical Observations on its use in neoplastica disease in man.

95 Meyer assina a carta como "Médico. Ex-assistente da Universidade de São Paulo e atualmente diretor da Divisão de Biologia Animal do Instituto Biológico de São Paulo". Diário Oficial do Estado de São Paulo, 16 abr. 1952, p. 42.

96 Na Assembleia Legislativa Estadual. O Estado de S. Paulo, 16 abr. 1952, p. 8.

97 Teixeira LA, Fonseca CMO. De Doença desconhecida a problema de saúde pública: o Inca e o controle do câncer no Brasil, Rio de Janeiro: Ministério da Saúde; 2007:85. Hamilton W, Fonseca C. Política, atores e interesses no processo de mudança institucional: a criação do Ministério da Saúde em 1953. Hist Cienc Saude Manguinhos. 2003; 10:791-825.

98 Diário Oficial do Estado de São Paulo, 21 nov. 1956, p. 70.

99 Otávio Modesto, técnico do centro de pesquisas do Hospital do Câncer (comunicação pessoal). Os estatutos do IPPC (cap. VII, art. 43) previam a doação do patrimônio a "uma sociedade congênere ou uma instituição de tratamento do câncer" em caso de dissolução do Instituto.

100 Nesse artigo, Meyer expôs pela primeira vez um possível mecanismo de ação do composto: "há indícios que nos levam a supor que se trate de uma ação

vasodilatadora sobre as arteríolas que servem os territórios ulcerados e que assim favorece a nutrição e a regeneração dos tecidos prejudicados pela vasocontrição arteriolar decorrente de descargas de adrenalina ou de noradrenalina". Meyer JR. Ação cicatrizante da "Micelina" sobre úlceras gástricas, duodenais e varicosas. Biológico. 1962; 28:263-5.

101 Meyer JR. Considerações sobre a alimentação, crescimento celular e câncer. Biológico. 1963; 29:212-4.

102 Marcas Depositadas. Diário Oficial da União, 30 jul. 1965, p. 2495. Cariocilin (anúncio). O Estado de S. Paulo, 24 jul. 1966, p. 14.

103 Bud RF. Strategy in American cancer research after World War II: a case study. Soc Stud Sci. 1978; 8:425-59. Entre as 14 empresas farmacêuticas sediadas nos Estados Unidos que começaram a operar no Brasil depois de 1945, sete lideravam a produção mundial de antibióticos (Wyeth, Squibb, Lederle, Pfizer, Parke-Davis, Mead-Johnson e Eli-Lily). Stücker A, Cytrynowics MM. Origens e trajetória da indústria farmacêutica no Brasil. São Paulo: Narrativa Um; 2007, p. 106.

Em busca das origens do câncer

104 Nos títulos, as datas após as cidades se referem ao ano da primeira comunicação pública da descoberta, inovação ou medicamento em apresentações públicas, revistas especializadas ou jornais.

105 Broca PP. Traité des tumeurs. Paris: Asselin; 1866. Krush AJ. Contributions of Pierre Paul Broca to cancer genetics. Trans Nebr Acad Sci Affil Soc. Paper 316; 1979.

106 Mukherjee S. Imperador de todos os males – uma biografia do câncer. São Paulo: Cia. das Letras; 2012:429.

107 Weller CV. The inheritance of retinoblastoma and its relationship to practical eugenics. Cancer Res. 1941; 1:517-35.

108 Em 1875, D. Pedro II enviou ao famoso patologista e antropólogo alemão Rudolf Virchow "uma interessante coleção de esqueletos e craneos, entre os quaes há muitos achados nas cavernas do Brasil" acompanhada de uma carta publicada na primeira página do Globo que começava assim: "Sr. Professor! O Dr. Hilário de Gouvêa comunicou-me que desejais estudar os craneos de indigenas brazileiros. Incumbi ao diretor do Musêo do Rio, Sr. Ladisláo Netto, de obter alguns, assim como esqueletos, que com summo prazer vos envio. O caixão tem o vosso endereço e o n. 2 e vos será entregue por intermedio do ministro brazileiro em Berlim". Chronica local. O Globo, 2 ago. 1875, p. 1.

109 Monteiro AN, Waizbort R. The accidental cancer geneticist: Hilário de Gouvea and Heredity Retinoblastoma. Cancer Biol Ther. 2007; 6:811-3.

110 Costa RMP. Entre a teoria parasitária e a oncologia experimental: uma proposta de sistematização da ciência oncológica em Portugal, 1889-1945. Hist

Cienc Saude Manguinhos. 2012; 19:409-29. Benchimol JL. Domingos José Freire e os primórdios da bacteriologia no Brasil. Hist Cienc Saude Manguinhos. 1995; 2:67-98.

111 Le Bacille du carcinome. L'Électrothérapie. 1888; 2:34-5. Três livros (mencionados em: Benchimol, 1995) indicam que Freire teria começado os estudos nessa área anos antes: Freire DJ. Novas investigações sobre o micróbio do câncer. Rio de Janeiro, s. e., 1892. Freire DJ. Microbiologie du cancer. Son traitement bactérien. Revue Médico-Chirurgicale du Brésil. 1895. Freire DJ. Premières études expérimentales sur la nature du cancer. Rio de Janeiro: Typ. Pinheiro & C.; 1887.

112 Freire D. Reclamação da prioridade da descoberta do bacilo do cancro. Gaz Méd Bahia. 1888; 19:331-3. O micróbio do cancro. Gaz Méd Bahia. 1888; 19:507-13.

113 A Provincia de São Paulo, 3 nov. 1883, p. 2 e 13 nov. 1883, p. 2.

114 Benchimol JL. Domingos José Freire e os primórdios da bacteriologia no Brasil. Hist Cienc Saude Manguinhos. 1995; 2:67-98.

115 Pestana L da C. O micróbio do carcinoma. Dissertação inaugural apresentada e defendida perante a Escola Médico-Cirúrgica de Lisboa. Lisboa: Typographia de Eduardo Roza; 1889.

116 Lemos C. Etiologia do cancro: contribuição para o estudo da etiologia dos tumores malignos. Porto: Typographia a vapor de Arthur José de Sousa & Irmão; 1903.

117 Cummins J, Tangney M. Bacteria and tumours: causative agents or opportunistic inhabitants? Infect Agent Cancer. 2013; 8:11.

118 Doyen também se dedicava à balística. Atirava em cadáveres para ver a trajetória das balas, colaborou com o engenheiro Gustave Eiffel, usou fotografia e filmagem para analisar a velocidade inicial dos projéteis e projetou morteiros que foram construídos para proteger sua cidade natal, Reims, durante a Primeira Guerra Mundial. Após sua morte, um agente japonês implantado em seu laboratório roubou seus estudos nessa área. Androutsos G, et al. The great surgeon Eugène Doyen (1859-1916) and his disputable treatments of cancer. Journal of BUON. 2008; 13:445-53.

119 Doyen EL. Le cancer. Paris: A. Maloine; 1909:371 e 358.

120 Androutsos G, et al. The great surgeon Eugène Doyen (1859-1916) and his disputable treatments of cancer. Journal of BUON. 2008; 13:445-53.

121 Doyen EL. Le micrococcus neoformans et les néoplasmes. Paris: C. Reinwald, 1903. Doyen EL. Etiologie et traitement du cancer. Paris: A. Maloine; 1904. Doyen EL. Le cancer. Paris: A. Maloine; 1909. Doyen EL. Traitement local des cancers accessibles par l'action de la chaleur de 55° Congrès de physicothérapie: Paris; 1910. Doyen EL. Thérapeutique curative et préventive par les

colloïdes phagogènes. Paris: A. Maloine; 1911. Doyen EL. Nouveau traitement des maladies infectieuses. L'immunité (en six leçons). Paris: A. Maloine; E. Flammarion; 1911. Doyen EL. Une nouvelle méthode expérimentale. Formule et graphiques de l'immunisation. II La Nouvelle Revue; 1912:1-18.

122 Doyen EL. Le cancer. Paris: A. Maloine; 1909:106.

123 Doyen EL. Le cancer. Paris: A. Maloine; 1909:32-33.

124 Dr. Eugene L. Doyen dead. The New York Times, 22 nov. 1916.

125 Doyen EL. Le cancer. Paris: A. Maloine; 1909:145-6 e 167.

126 Doyen EL. Le cancer. Paris: A. Maloine; 1909:215-18.

127 Cohen JHM. The Scandalous Dr. Doyen, or the Solitary Tragedy of a Prodigy. Bibliothèque numérique Medic@. Jan. 2006.

128 Clue to Parasite as Cause of Cancer. The New York Times, 14 fev. 1912.

129 Rous P. A transmissible avian neoplasm (sarcoma of the common fowl.). J Exp Med. 1910; 12:696-705. Rous P. A sarcoma of the fowl transmissible by an agent separable from the tumor cells. J Exp Med. 1911; 13:397-411. Weiss RA, Vogt PK. 100 years of Rous sarcoma virus. J Exp Med. 2011; 208:2351-5.

130 Van Epps H. Peyton Rous: father of the tumor vírus. J Exp Med. 2005; 3:320.

131 Bueno ALP. Contribuição para o estudo da pathogenia, da physio--pathologia e da therapeutica do cancer, do ponto de vista da doutrina da Trophodynamica Funccional. Bras Med. 1928; 47:1319. Bueno, Contribuição... Bras Med. 1927; 29:719-721.

132 Quase todos os artigos da Brasil Médico – exceto um de 1928 – têm o mesmo título, "Contribuição para o estudo da pathogenia, da physio-pathologia e da therapeutica do cancer, do ponto de vista da doutrina da Trophodynamica Funccional". Bueno ALP. Sobre certos phenomenos moleculares de contacto solido-liquido. Bras Med. 1928; 47:1317-23.

133 Portugal O. O problema do cancer. O Estado de S. Paulo, 11 nov. 1909, p. 1. Teixeira LA, 2010.

134 Weinstein B. Current concepts on mechanisms of chemical carcinogenesis. Bull N YAcad Med. 1978; 54:366-83.

135 Yamagiwa K, Ichikawa K. Experimental study of the pathogenesis of carcinoma. Cancer Res. 1918; 3:1-21.

136 Branch A. Factors in carcinogenesis. CMAJ. 1939; 41:589-90.

137 Manchester KL. Theodor Boveri and the origin of malignant tumours. Trends Cell Biol; 1995; 5:384-7. Bignold LP, et al. Hansemann, Boveri, chromosomes and the gametogenesis-related theories of tumours. Cell Biol Int. 2006; 30:640-4.

138 José Antonio Pimenta Bueno, I Marquês de São Vicente, nasceu em São Paulo em 1803 e morreu no Rio de Janeiro em 1878. Os pais de Alfredo Leal

Pimenta Bueno eram Joaquim Baptista Pimenta Bueno (Rio de Janeiro, 1850; Belém, 1896) e Leocádia Pereira Leal Pimenta Bueno (Recife, 1859; 1903). Em uma convocatória da Junta Permanente de Alistamento Militar do Distrito Federal publicada no Diário Oficial da União de 3 de junho de 1930, o nome de Alfredo Leal Pimenta Bueno consta na Classe 1886, indicando que seria esse seu ano de nascimento. Uma nota no jornal O Pará indica que ele passou a infância em Belém, onde provavelmente nasceu, já que seus pais viviam lá: "Desastre. Um filho da sra. Dona Leocádia Pimenta Bueno, de nome Alfredo, estando a brincar em companhia de outros meninos, com bombas, uma rebentou-lhe no rosto, ferindo-lhe o olho esquerdo. É grave o seu estado". A data de morte de Pimenta Bueno é incerta. Classe de 1986. Diario Official, 3 jul. 1930, p. 14483. Desastre. O Pará, 26 jun. 1899, p. 1.

139 Nava P. Chão de ferro. São Paulo: Ateliê Editorial; 2001:334.

140 Bueno ALP. Correlações Hemaulicas (Do ponto de vista da doutrina da Tropho-dynamica funccional). Rio de Janeiro: Livraria Editora Leite Ribeiro Freitas Bastos, Spicer & Cia; 1926:5-6.

141 Bueno ALP. Correlações Hemaulicas (Do ponto de vista da doutrina da Tropho-dynamica funccional). Rio de Janeiro: Livraria Editora Leite Ribeiro Freitas Bastos, Spicer & Cia; 1926:8-9 e 28.

142 Às vezes os autores são citados com as iniciais dos nomes, como A. Mayer, G. Schaeffer e E.F. Terroine, ou pela nacionalidade, como o italiano Rondoni. Poucas obras são citadas, como o livro Biochimica de Rondoni e o Biochimica de Lamblino. Mário Kroeff é o único brasileiro mencionado; Pimenta Bueno cita uma estatística sobre a transmissão de sífilis que Kroeff apresentou no 1º Congresso Brasileiro de Higiene, em outubro de 1923. Bueno ALP. Contribuição... Bras Med. 1927; 36:924.

143 Bueno ALP. Contribuição... Bras Med. 1927; 49:1286-7.

144 Bueno ALP. Contribuição... Bras Med. 1927; 15:332-5.

145 Pimenta Bueno usava um vocabulário – coloide, suspensoide, floculação, gel –, conceitos, como a relação entre o núcleo e o citoplasma, e uma visão bioquímica e fisiológica do câncer que provinham de pesquisadores europeus e eram bastante similares aos adotados na década de 1940 por Odilon da Silva Nunes para elaborar a hipótese sobre a origem das células tumorais que fundamentou seu trabalho com o fármaco P-Mapa. Um trecho de um dos artigos de Pimenta Bueno, bastante semelhante à argumentação de Odilon da Silva Nunes: "Para proveito de minha thése, isso é da explicação do mecanismo do processo canceroso, como uma maior hydratação dos colloides cellulares, vale a pena transcrever estas considerações de Rondoni, págs. 44: 'Com effeito, a precipitação dos emulsoides ou colloides hydrophylos', como são os protoplasmas, digo eu, '*faz-se por um verdadeiro processo de deshydratação*; ocorre lembrar que a agua

das particulas dispersas é subtraida pelos saes e que aqui, em summa, entram em jogo phenomenos que se passam entre ions salinos e particulas colloidaes (as proteinas em estado de emulsoides são ionizadas e são justamente os ions proteicos os que se hydratam)'. Tudo isso mostra bem como é possivel a gelificação ou precipitação gradual do cytoplasma da cellula – verdadeiro emulsoide – de um maximo estado de *sól*, como é o da cellula embryonaria, até um estado de *gél*, de grande deshydratação ou geificação, depois de haver atravessado estados intermediários, como é o de um *adulto*". Bueno ALP. Contribuição... Bras Med. 1927; 41:1075. Sobre a hipótese de Nunes, ver: Fioravanti, 2016:41-8.

146 Bueno ALP. Contribuição... Bras Med. 1927; 18:442.

147 Bueno ALP. Contribuição... Bras Med. 1927; 20:468.

148 Gatenby R. The potential role of transformation-induced metabolic changes in tumor-host interaction. Cancer Res. 1995; 55:4151-6.

149 Bueno ALP. Contribuição... Bras Med. 1927; 18:439.

150 Roffo AH. Carcinogenic value of oxidated e oils. Am J Dig Dis. 1946; 13:33-8. Roffo AH. The egg-plant (Solanum melongena L.) in decholesterolization. Yale J Biol Med. 1945; 18:25-30.

151 Turner GG. A Visit to South America. Lancet. 1940; 235:106-8.

152 Roffo AH. Experimental tobacco leukoplakia. Bulletin of the Institute of Experimental Medicine of Buenos Aires. 1930; 23:130. Roffo AH. Carcinoma in rabbits caused by tobacco. Bulletin of the Institute of Experimental Medicine of Buenos Aires. 1930; 24:501. Roffo AH. Durch Tabak beim Kaninchen entwickeltes Carcinom [Tobacco-induced cancer in rabbits]. Zeitschrift für Krebsforschung [Journal of Cancer]. 1931; 33:321.

153 Davis D. The secret history of the war on cancer. Nova York: Basic Books; 2007:23.

154 Roffo AH. Carcinogenic benzoppyrene from tobacco tar. Bulletin of the Institute of Experimental Medicine of Buenos Aires. 1939; 49:588. Roffo AH. The carcinogenic effects of tobacco. Monatsschrift für Krebsbekämpfung. 1940; 8:97-102.

155 Proctor RN. The anti-tobacco campaign of the Nazis: a little known aspect of public health in Germany, 1933-45. Br Med J. 1996; 313:1450-3. Proctor R. N. The history of the discovery of the cigarette lung cancer link: evidentiary traditions, corporate denial, global toll. Tob Control. 2012; 21:87-91. Proctor RN. Angel H Roffo: the forgotten father of experimental tobacco carcinogenesis. Bull World Health Organ. 2006; 84:494-6.

156 A influencia dos raios solares na origem do cancer de pele. O Estado de S. Paulo, 17 out. 1945, p. 1. Roffo AH. La colesterina de la piel de los negros y su relación con el cáncer cutaneo. Imprenta de la Universidade, Buenos Aires, 1937. Guthrie D. Study of cancer in Argentina. Br Med J. 1945; 1:224.

157 Torres-Homem JV. O abuso do tabaco como causa da angina do peito. A aribina, nova base organica. Gazeta Médica do Rio de Janeiro. 1863; 2:15. Almeida FFW. Do uso do tabaco e de sua influência sobre o organismo. Tese (Doutorado). Faculdade de Medicina do Rio de Janeiro, Rio de Janeiro, RJ; 1869. Mirra AP, Rosemberg J. A história da luta contra o tabagismo no Brasil: trinta anos de ação. 2. ed. Salvador: Sociedade Brasileira de Cancerologia; 2005. Portela MCD (coord.). Fundação do Câncer – 20 anos de boas notícias (1991-2011). Rio de Janeiro: Fundação do Câncer, Casa da Palavra; 2011:30-31.

158 Mukherjee S. Imperador de todos os males – Uma biografia do câncer. São Paulo: Cia. das Letras; 2012:293-9; 300-6; 329 (causalidade entre fumo e câncer) e 468 (redução da prevalência). Davis D. The secret history of the war on cancer. Nova York: Basic Books; 2007:152-97 (estratégias de convencimento da indústria tabagista, argumentos de médicos e pesquisadores e respostas dos órgãos públicos).

159 Korc M, Friesel RE. The role of fibroblast growth factors in tumor growth. Curr Cancer Drug Targets. 2009; 9:639-51.

160 Cohen reconheceu publicamente a contribuição do bioquímico brasileiro em dezembro de 1986, ao receber o Prêmio Nobel de Fisiologia ou Medicina pela descoberta dos EGF.

161 Armelin HA. Pituitary extracts and steroid hormones in the control of 3T3 cell growth. Proc Natl Acad Sci. 1973; 70:2702-6.

162 Gambarini AG, Armelin HA. Purification and partial characterization of an acidic fibroblast growth factor from bovine pituitary. J Biol Chem. 1982; 257:9692-7.

163 Schrodinger E. O que é a vida? São Paulo: Editora Unesp; 1997:19.

164 Guimarães M. Philip Hanawalt: "O que não se sabe é o mais importante na ciência". Pesquisa Fapesp. 2009; 157:8-13.

165 A reação química correspondente é esta: $H_2O_2 + Fe^{2+} = Fe^{3+} + OH^- + O^-H$.

166 Hoffmann ME, Meneghini R. Action of hydrogen peroxide on human fibroblast in culture. Photochem Photobiol. 1979; 30:151-5. Mello Filho AC, et al. Cell killing and DNA damage by hydrogen peroxide are mediated by intracellular iron. Biochem J. 1984; 218:273-5. Martins EA, et al. Oxidative stress induces activation of a cytosolic protein responsible for control of iron uptake. Arch Biochem Biophys. 1995; 316:128-34.

167 Fioravanti C. Luta contra o sol. Pesquisa Fapesp. 2012; 199:44-9.

O perigo dos novos equipamentos

168 Anúncio. Aos srs. médicos. O Estado de S. Paulo, 12 jul. 1918, p.17.

169 Não há consenso sobre a data e o pioneirismo de Alvim. Dois estudos (Teixeira e Fonseca, e Navarro et al.) registram o ano de 1897 como o início

das atividades de Alvim com raio X no Rio, mas Kroeff, em seu livro de 1946, indica outra data: 1908. Salvajoli oferece outra possibilidade: "O início da radioterapia no Brasil foi em 1901, no Rio Grande do Sul, com o médico Dr. Becker Pinto, o primeiro a utilizar um aparelho de raio X para tratamento de um tumor de pele". Teixeira LA, Fonseca CMO. De doença desconhecida a problema de saúde pública: o Inca e o controle do câncer no Brasil, Rio de Janeiro: Ministério da Saúde; 2007:22. Navarro MVT, et al. Controle de riscos à saúde em radiodiagnóstico: uma perspectiva histórica. Hist Cienc Saude Manguinhos. 2008; 15(4):1039-47. Kroeff M. Resenha da luta contra o câncer no Brasil – Documentário do Serviço Nacional de Câncer. 2. ed. Brasília – DF; 2007:19. Salvajoli JV. O papel da radioterapia no tratamento do câncer – avanços e desafios. Onco&. set./out. 2012:32-6.

170 Études de chirurgie tératologique. Limites de l'opérabilité des tératopages, avec l'observation d'un nouveau xiphopage vivant du sexe masculin, par M. le Dr. Ed. Chapot-Prévost. Paris, Institut international de bibliographie scientifique; 1901. Observation d'un nouveau xiphopage, les frères chinois, par M. le Dr. Ed. Chapot-Prévot. Paris, Institut international de bibliographie scientifique; 1901.

171 Correio da Manhã, 4 jan. 1920, pág. indet.

172 Francisco FC, et al. Radiologia: 110 anos de história. Rev Imagem. 2005; 27:281-6. Fenelon S, et al. Dr. José Carlos Ferreira Pires – Pioneiro da Radiologia na América do Sul. Rev Imagem. 2000; 22:8-19. Francisco FC, et al. História da Radiologia no Brasil. Rev Imagem. 2005; 28:63-6.

173 Fallecimentos. O Paiz, 3 jun. 1912, p. 4.

174 Kroeff M. Resenha da luta contra o câncer no Brasil – Documentário do Serviço Nacional de Câncer. 2. ed., Brasília – DF; 2007:19.

175 O supremo sacrifício. Revista da Semana, 3 maio 1924, p. 29.

176 Um martyr da radiologia. Revista da Semana, 11 out. 1924, p. 20-1.

177 Navarro MVT, et al. Controle de riscos à saúde em radiodiagnóstico: uma perspectiva histórica. Hist Cienc Saude Manguinhos. 2008; 15(4):1039-47. Ramos M, et al. A instrumentação do clínico. Rev Med. 2007; 86:52-60. Lima R da S, Afonso JC. Raios X: fascinação, medo e ciência. Quím Nova. 2009; 32:263-70. Cuperschmid EM, Campos TPR de. Primórdios do uso da radiação na medicina mineira. Rev Bras Cancerol. 2008; 54:373-81.

178 No original: "On annonce la mort du docteur Alvaro Alvim, le radiologue brésilien bien connu. L'éminent savant, qui avait déjà dû subir l'amputation dês deux mains, poursuivait cependant ses travaux bien que sés avantbras fussent également atteints". Cadeo. Le Gaulois. Dernière Heure, Bresil, 28 maio 1928, p. 3.

179 Teixeira LA; 2010. Kroeff; 2007:19.

180 Costa Jr. AF da. Notas para o estudo do cancer. Estatistica. Therapeutica. Bras Med. 1920; 32:842-5.

181 Costa Jr. AF da. Curietherapia – Casos tratados. Casos curados. Bras Med. 1921; 35:73-6. Costa Jr. AF da. Curietherapia – Epitheliomas. Nevicarcinomas. Sarcomas. Casos tratados. Casos curados. Bras Med. 1921; 35:98-101. Costa Jr. AF da. Curietherapia – Lesões pré-cancerosas. Diversos. Casos Tratados. Casos Curados. Bras Med. 1921; 35:163-6.

Criadores de fármacos

182 Lemos F de. Crônica Científica/Diagnóstico precoce. Correio da Manhã, 20 ago. 1961, p. 7.

183 Cancer Research in Brazil. JAMA. 1934; 1318.

184 A reação, como ele próprio descreveu, consistia na "precipitação da fração globulina das albuminas totais, cuja ruptura do equilíbrio iso-eletrico dá-se a dose de 1,3 do reactivo iodado, sendo que é necessário para a precipitação das albuminas totaes dos soros não cancerosos a dose de 1,7 a 1,9 deste mesmo reactivo". Botelho Jr CJ. Novo tratamento chimiotherapico do cancer: parte experimental nos animais e no homem. Rev Bras Cir. 1934; 267-87.

185 Hartmann relatou que, em um teste com 145 pessoas com câncer, as reações positivas tinham sido 131 (90,4%) e as negativas, 14 (9,6%). Um mês depois, um médico apresentou os resultados dos testes feitos no Instituto do Rádio da Universidade de Paris, confirmando as conclusões de Hartmann e firmando a reação de Botelho como "um dos melhores entre os muitos métodos propostos para o soro-diagnóstico de tumores malignos". Outros testes avaliavam a concentração de outros componentes do sangue, como magnésio ou lipídeos ou mesmo a albumina, por técnicas diferentes, o pH do soro, resistência elétrica das células. Hartmann H. Le séro-diagnostic du cancer. Bul Acad Natl Med. 1926; 25:412-5. Lavedan J. Le séro diagnostic du cancer par la reaction de Botelho (Résultats de l Institut du radium de l'Université de- Paris). Bul Acad Natl Med. 1926; 25:543-8. Woodhouse DL. The chemodiagnosis of malignancy. Cancer Res. 1940; 40:359-74.

186 Diamandis EP. Cancer biomarkers: can we turn recent failures into success? J Natl Cancer Inst. 2010; 102:1462-7. Sidransky D. Emerging molecular markers of cancer. Nat Rev Cancer. 2002; 2:210-9.

187 A composição da C.P.O.M. era: iodo metálico 0,05, iodeto de potássio 2,0, ácido cítrico 0,20 e água fisiológica a 7,5%. Botelho Jr CJ. Novo tratamento chimiotherapico do cancer: parte experimental nos animais e no homem. Rev Bras Cir. 1934; 267-87.

188 Botelho Jr CJ. Novo tratamento chimiotherapico do cancer: parte experimental nos animais e no homem. Rev Bras Cir. 1934; 267-87. Cancer Research in Brazil. JAMA. 1934; 1318.

189 A Luta contra o cancer. O Estado de S. Paulo, 12 fev. 1933, p. 8.

190 Botelho Jr CJ. Novo tratamento chimiotherapico do cancer: parte experimental nos animais e no homem. Rev Bras Cir. 1934; 267-87. Cancer Research in Brazil. JAMA, 15 fev. 1934, p. 1318.

191 Hargreaves D. Médico biriguiense descobre antibiótico contra câncer. Diário de Birigui, 25 jul. 1979, p. 3. Duran N, Nunes O da S. Characterization of an Aggregated Polymer from Penicillium sp. (PB-7 Strain). Braz J Med Biol Res. 1990; 23:1289-302.

192 Duran N, et al. A biotechnological product and its potential as a new immunomodulator for treatment of animal phlebovirus infection: Punta Toro virus. Antiviral Res. 2009; 83:143-7. Fávaro WJ, et al. Effects of P-MAPA Immunomodulator on Toll-Like Receptors and p53: Potential Therapeutic Strategies for Infectious Diseases and Cancer. Infect Agent Cancer. 2012; 18:14. Dias QC, et al. Potential therapeutic strategies for non–muscle invasive bladder cancer based on association of intravesical immunotherapy with P–Mapa and systemic administration of cisplatin and doxorubicin. Int Braz J Urol. 2016; 42:942-54. Farmabrasilis. Colaborating to move new treatments forward: Scientific rationale for the use o P-MAPA immunotherapy in the treatment of bladder cancer. 2017. Disponível em: <http://www.farmabrasilis.org/dbarquivos/P-MAPA%20SCIENTIFIC%20RATIONALE_23968173.pdf>. Acesso em: 21 nov. 2017. Farmabrasilis. Scientific rationale for the use of P-MAPA in prostate cancer. 2016. Disponível em: <http://www.farmabrasilis.org.br/todos_conteudos_interna.php?id=348&idioma=eng>. Acesso em: 21 nov. 2017.

193 Os 99 casos documentados de pessoas com câncer tratadas com P-Mapa por Odilon Nunes entre 1994 e 2001 não registraram nenhuma toxicidade, embora a eficácia da medicação não possa ser avaliada com precisão em vista da falta de uniformidade entre os tipos e estágios de câncer e idade dos pacientes. Garcia PV, et al. Increased toll-like receptors and p53 levels regulate apoptosis and angiogenesis in non-muscle invasive bladder cancer: mechanism of action of P-MAPA biological response modifier. BMC Cancer. 2016; 16:1-18. Santiago ME, et al. Improvement in clinical signs and cellular immunity of dogs with visceral leishmaniasis using the immunomodulator P-MAPA. Acta Trop. 2013; 127:174-80.

194 Em 2000, Robert Weinberg e Douglas Hanahan enumeraram os seis mecanismos ou alterações comuns à maioria das (ou talvez todas) as formas de câncer humano: 1) autossuficiência na produção de estímulos (ou sinais) de crescimento, resultando na autonomia para proliferar; 2) insensibilidade aos estímulos capazes de deter seu crescimento e proliferação; 3) capacidade de escapar da morte celular programada (apoptose); 4) capacidade ilimitada para se dividir; 5) capacidade para criar capilares que tragam sangue com nutrientes

(angiogênese); 6) capacidade de migrar para outros órgãos e invadir outros tecidos. De acordo com os estudos feitos até 2013, o P-Mapa estimula o mecanismos 3 (apoptose) e inibe o 4 (reprodutibilidade), 5 (angiogênese), 6 (invasão e metástase) e possivelmente 1 (sinais de crescimento, considerando a capacidade de controlar hormônios, que podem favorecer o crescimento das células tumorais). Hanahan D, Weinberg RA. The Hallmarks of Cancer Cell. Cell. 2000; 100:57-70. Mukherjee S. Imperador de todos os males – Uma biografia do câncer. São Paulo: Cia. das Letras; 2012:456-7. Fávaro WJ, et al, 2012. Melo A de, et al. Stimulation of myelopoiesis in *Listeria monocytogenes*-infected mice by an aggregated polymer isolated from *Aspergillus oryzae*. Hum Exp Toxicol. 2001; 20:38-45. Fioravanti CH. A molécula mágica. 2016: 227.

195 Obituário. Jornal do Brasil, 22 set. 1989, p. 12.

196 Participaram da caracterização da actinomicina os químicos Francisco Décio de Andrade Lyra, Álvaro Alves da Silva Filho, Marisa Machado de Albuquerque, Gesse Medeiros e Helena Dália Maia, sob coordenação de Lima e do químico polonês Wlodzmierez Kurylowics, e do lapachol, os químicos Ivan Leôncio de Albuquerque, José Sidney de Barros Coelho e José Francisco de Melo. Morais JOF de. O químico Oswaldo Gonçalves de Lima – comentários sobre uma existência. Recife: Editora Universitária UFPE; 2006:26-51.

197 Morais JOF de. O químico Oswaldo Gonçalves de Lima – comentários sobre uma existência. Recife: Editora Universitária UFPE; 2006:32.

198 Carvalho HG de. Aspectos da História da Química em Pernambuco de 1935 a 1945. Palestra na Academia Pernambucana de Letras, 18 jun. 1993. Quím Nova. 1995; 18:309-12.

199 Instituto de Antibióticos aproveitará flora do país. Correio da Manhã, 24 ago. 1961, p. 2.

200 Carvalho HG de. Aspectos da História da Química em Pernambuco de 1935 a 1945. Palestra na Academia Pernambucana de Letras, 18 jun. 1993. Quím Nova. 1995; 18:309-12. Penicillin. Life, 17 jul. 1944, p. 57-61. Morais JOF de. O químico Oswaldo Gonçalves de Lima – comentários sobre uma existência. Recife: Editora Universitária UFPE; 2006:30.

201 Lima OG. Nigerina, novo alcalóide isolado da "Jurema preta" (Mimosa hostilis). Anais da Sociedade de Biologia de Pernambuco. 1944; 5:24. Lima OG. Observações sobre o "vinho da Jurema" utilizado pelos índios Pancarú de Tacaratú (Pernambuco). Separata dos Arquivos do IPA 1946; 4. Lima OG. Primeiras observações sobre o comportamento fitohormônico de um alcalóide isolado da Jurema Preta (Mimosa hostilis). 1ª Comunicação. Anais da Sociedade de Biologia de Pernambuco. 1946; 6:5. Silva TM de A, et al. Etnobotânica histórica da jurema no nordeste brasileiro. In: Monroy R, Chávez JMR (Org.). Etnobiología. 2010; 8:1-10, 2010. Vida Cultural. Correio da Manhã, 23 nov. 1952, p. 10.

202 Araújo EL, et al. Lapachol: segurança e eficácia na terapêutica. Rev Bras Farmacogn. 2002; 12:57-9. Ferreira SB, et al. β-Lapachona: sua importância em química medicinal e modificações estruturais. Rev Virtual Quím. 2010; 2:140-60.

203 Lima OG, et al. Primeiras observações sobre a ação antimicrobiana do lapachol. Separata dos Anais da Sociedade de Biologia de Pernambuco. 1956; 14:129-35.

204 Ipê-roxo na Câmara como anticâncer. Correio da Manhã, 19 set. 1967, p. 1.

205 Cientista diz à Câmara que ipê cura o câncer. Correio da Manhã, 21 set. 1967, p. 9.

206 Cientista relata suas pesquisas com ipê-roxo. O Estado de S. Paulo, 24 set. 1967, p. 26.

207 Pernambuco vira cobaia de casca de pé de ipê. Jornal do Brasil, 20 abr. 1967, p. 16.

208 Pernambuco. Jornal do Brasil, 8 jul. 1970, p. 1.

209 Lima fazia parte do Conselho Consultivo da Ceme desde 1972. Central de Medicamentos. Diário de Notícias, 23 fev. 1972, p. 3. Ceme distribui droga anticâncer. Jornal do Brasil, 26 jun. 1975, p. 17.

210 Em 11 de dezembro de 2017, o Serviço de Atendimento ao Consumidor do Lafepe informou que a produção cessou em razão da "desativação da área de injetáveis" e não houve outras moléculas identificadas no Departamento de Antibióticos da UFPE que avançaram a ponto de se tornarem medicamentos produzidos pelo Lafepe.

211 Químico do Nordeste parece ter aberto caminhos novos no tratamento do câncer. Última Hora, 13 dez. 1963, p. 3.

212 John Kidd, da Universidade Cornell (Nova York), observou em 1953 que o soro sanguíneo da cobaia inibia o crescimento de certos tumores da linhagem linfática que se desenvolvem em ratos. Em 1961 John Broome, também de Cornell, concluiu que a L-Asparagina era a substância responsável por essa ação. L-asparaginase. O Estado de S. Paulo, 11 jul. 1968, p. 3. Kidd JG. Regression of transplanted lymphomas induced in vivo by means of normal guinea pig serum. J Exp Med. 1953; 98:565-82. Broome JD. Evidence that the L-Asparaginase activity of guinea pig serum is responsible for its antilymphoma effects. J Exp Med. 1963; 118:121-48.

213 Rabelo A. O câncer morre. Olinda, Pernambuco; 1968:16-7.

214 Os médicos são Juracy Arruda em João Pessoa, José Macedo em Maceió e Aníbal Morais de Albuquerque e Manuel de Lima Cordeiro em Recife. No livro de Rabelo, cada um dos dois médicos de Recife descreve quatro casos de pessoas com câncer que teriam se restabelecido complemente após o tratamento com o remédio. Rabelo A. O câncer morre. Olinda, Pernambuco; 1968:16-7.

215 Químico do Nordeste parece ter aberto caminhos novos no tratamento do câncer. Última Hora, 13 dez. 1963, p. 3.

216 Bioquímico pernambucano oferece-se para provar que pode curar o câncer. Última Hora, 18 dez. 1963, p. 7. Será testado medicamento anticâncer. Última Hora, 21 jan. 1964, p. 2.

217 Universidade de Pernambuco examina asparagina e dirá em 2 meses se cura câncer. Jornal do Brasil, 30 jul. 1968, p. 17.

218 Asparagina já curou 150 casos de cancer. Diário da Noite, 21 jul. 1968, p. 7. Aspargina e nova droga que vai curar o câncer. Diário da Noite, 24 jul. 1968, p. 7. Entidade faz advertência. O Estado de S. Paulo, 11 ago. 68, p. 50.

219 Médico acusa instituto de sabotagem. Correio da Manhã, 26 set. 1968, p. 5.

220 Diário do Congresso Nacional, 12 set. 1968, p. 6020-1.

221 Pernambuco. Jornal do Brasil, 26 set. 1969, p. 1. Medicamento anticâncer. O Estado de S. Paulo, 13 fev. 1969, p. 5.

222 Laboratório clandestino fechado por fiscais da Vigilância Sanitária. Jornal do Commercio, 25 jul. 1998.

223 Becker EF, Broome JD. L-Asparaginase: inhibition of early mitosis in regenerating rat liver. Science. 1967; 156:1602-3. Nôvo remédio para o câncer. O Estado de S. Paulo, 21 abr. 1967, p. 7.

224 Iniciam-se amplos debates sobre a prevenção do cancer. O Estado de S. Paulo, 25 jul. 1954, p. 8.

225 Importante contribuição de medico paulista á luta contra o cancer. O Estado de S. Paulo, 15 nov. 1957, p. 9.

226 Vacina contra o cancer – Resultados animadores com as primeiras experiências. O Estado de S. Paulo, 16 nov. 1957, p. 28.

227 Debates sobre etiologia e terapeutica do cancer. O Estado de S. Paulo, 20 nov. 1957, p. 14. Satisfeito o governador com o resultado de sua conferencia com o chefe da Nação. O Estado de S. Paulo, 21 nov. 1957, p. 5. Pesquisa sobre o cancer – Reuniu-se a comissão que estuda o problema. O Estado de S. Paulo, 28 nov. 1957, p. 15.

228 Estimulo às pesquisas para a descoberta da cura do cancer. O Estado de S. Paulo, 22 nov. 1957, p. 5.

229 São Paulo prepara a produção em massa do sôro anticâncer. Última Hora, 23 dez. 57, p. 7.

230 A vacina Paulo Bueno – Não pode ser recomendada para tratamento do cancer. O Estado de S. Paulo, 28 jan. 1958, p. 10.

231 Homenagem ao cientista Paulo Bueno. O Estado de S. Paulo, 8 jul. 1958, p. 14. A vacina contra o cancer. O Estado de S. Paulo, 16 jul. 1948, p. 10. Na Assembleia Legislativa – Inteiramente improdutivas as sessões ordinarias da semana. O Estado de S. Paulo, 19 jul. 1958, p. 3.

232 Cientista punido pelo governador. O Estado de S. Paulo, 26 jul. 1958, p. 11. Recorre ao governador o cientista. O Estado de S. Paulo, 29 jul. 1958, p. 15. Professor desmente declarações a êle atribuidas por um jornal. Diário Oficial do Estado de São Paulo, 29 jul. 1958, p. 1. Opina a Comissão: Inocua a Vacina contra o Cancer. O Estado de S. Paulo, 14 jan. 1959, p. 9.

233 Foi Pasteur quem descobriu a cura do câncer. A Noite, 30 out. 1954, p. 2.

234 Cura do câncer em 75% dos casos. A Noite, 3 dez. 1954, p. 2. Anuncia a cura do cancer. A Cruz, 28 nov. 1954, p. 3. Desmente o professor Prudente de Moraes. A Noite, 27 out. 1954, p. 4. Um engenheiro anuncia haver descoberto a cura do câncer. Correio da Manhã, 28 out. 1954, p. 3. De São Paulo: Assume caráter mais sério a descoberta do engenheiro – ofertas de hospitais para as provas. Correio da Manhã, 4 nov. 1954, p. 4.

235 Corain: novo ídolo dos paulistas. Correio da Manhã, 28 nov. 1954, p. 15. Pó preto cura o câncer. Diário da Noite, 28 out. 54, p. 1. Não cura o cancer nem vale nada o pó de Corain. Diário Carioca, 12 dez. 1954, p. 1. Nenhuma eficiência do carboncelox no tratamento do cancer. A noite, 6 dez. 1955, p. 1. Relatório da Comissão do Serviço Nacional do Câncer. Correio da Manhã, 6 dez. 1955, p. 3. Discordo da orientação traçada para a análise oficial da droga anticancerosa. Correio da Manhã, 1 e 2 jan. 1955, p. 7. Refuta o engenheiro Corain a nota do Serviço Nacional do Câncer. Correio da Manhã, 9 dez. 1955, p. 3. Proibida em São Paulo a venda do "carvão do dr. Corain". Correio da Manhã, 23 out. 1955, p. 7. Corain na Justiça. Correio da Manhã, 23 jun. 1956, p. 4. Interrogado novamente em Juízo o engenheiro. O Estado de S. Paulo, 9 jul. 1959. Apelação no caso Coraim. O Estado de S. Paulo, 18 jul. 1959, p. 10.

236 Diário Oficial do Estado de São Paulo, 23 dez. 1968, p. 49.

237 Lemes C. "Vacinas" são tiros no escuro e podem até piorar doença. O Estado de S. Paulo, 1 dez. 1993, especial, p. 3.

238 Vacina contra o cancer descoberta nos Estados Unidos. O Estado de S. Paulo, 27 ago. 1961, p. 23.

239 Proteína pode levar à vacina contra câncer. O Estado de S. Paulo, 24 nov. 1995, p. 15.

240 Primi L. Congresso internacional de câncer discute novidades no tratamento. O Estado de S. Paulo, 12 ago. 2002, p. A12.

241 Drug-targeting in combined cancer chemotherapy: tumor growth inhibition in mice by association of paclitaxel and etoposide with a cholesterol-rich nanoemulsion. Cell Oncol. 2012; 35:451-60.

242 Fioravanti C. Carteiros notáveis. Pesquisa Fapesp. 2013; 204:38-43. Kretzer IF, Maria DA, Maranhão RC. Drug-targeting in combined cancer chemotherapy: tumor growth inhibition in mice by association of paclitaxel and etoposide with a cholesterol-rich nanoemulsion. Cell Oncol. 2012; 35:451-60.

243 Patente da LDE atesta reconhecimento à eficácia do novo veículo de quimioterápicos. Pesquisa Fapesp. 1997; 16:4-7.

244 Maranhão RC, et al. Plasma kinetics and biodistribution of a lipid emulsion resembling low-density lipoprotein in patients with acute leukemia. Cancer Res. 1994; 54:4660-6.

245 Parceria contra câncer. Pesquisa Fapesp. 2001; 64:39-41.

246 Graziani SR, et al. Phase II study of paclitaxel associated with lipid core nanoparticles (LDE) as third-line treatment of patients with epithelial ovarian carcinoma. Med Oncol. 2017; 39:151.

247 Rohr SR. Estudo prospectivo de fase 1 para avaliação da maior dose tolerável, toxicidade, farmacocinética e eficácia do LDE-Etoposide no condicionamento do transplante alogênico de células tronco hematopoeticas de pacientes com Leucemia Mieloide Aguda. Tese (Doutorado). Unifesp; 2018.

248 Castro F. de. Butantan vai testar droga contra o câncer em humanos. O Estado de S. Paulo, 25 out. 2014, E5.

249 Girardi G. Os boticários da fauna brasileira. O Estado de S. Paulo, 18 mar. 2007, A26.

250 Nogueira Neto, F de S. Avaliação dos efeitos da crotoxina isolada do veneno de serpente *Crotalus durissus terrificus* sobre a transecção do nervo ciático de ratos: avaliação histológica da formação do neuroma e capacidade de interferir com a condutividade nervosa (dor). Dissertação (Mestrado). Unesp; 2008. Brandão Filho L. Odisseia de uma nevralgia do trigemeo, tipo mandibular. Rev Bras Otorrinolaringologia. 1942; 10:329-45. Chudzinski-Tavassi AM, et al. Vital Brazil e o pioneirismo na utilização de venenos animais como agentes terapêuticos. Cad Hist Ciê. 2014; 10:13-32.

251 Os pedidos de patentes foram concedidos em 2005 no Japão e na Alemanha, em 2007 nos Estados Unidos, em 2009 no Brasil, em 2011 na Austrália e em 2013 no Canadá.

252 Chudzinski-Tavassi AM. Desafios para o desenvolvimento de moléculas com potencial terapêutico. Cad Hist Ciê. 2009; 5:35-48.

253 Escobar H. Incertezas jurídicas chegam até a Constituição. O Estado de S. Paulo, 9 ago. 2009, A30.

254 Batista IFC, et al. A new Factor Xa inhibitor from Amblyomma cajennense with a unique domain composition. Arch Biochem Biophys. 2010; 493:151-6. Chudzinski-Tavassi AM, et al. A new tick Kunitz type inhibitor, Amblyomin-X, induces tumor cell death by modulating genes related to the cell cycle and targeting the ubiquitin-proteasome system. Toxicon. 2010; 56:1145-54. Dias R, et al. Role of Amblyomin-X on microcirculatory vessels, endothelial cell migration and tumor growth. Toxicol Lett. 2010; 196:S179-80. Drewes CC, et al. Role of Amblyomin-X on angiogenesis and endothelial cell proliferation. Toxicol Lett.

2010; 196:S179. Pacheco MT, et al. Specific role of cytoplasmic dynein in the mechanism of action of an antitumor molecule, Amblyomin-X. Exp Cell Res. 2016; 340:248-58. Morais KL, et al. Amblyomin-X induces ER stress, mitochondrial dysfunction, and caspase activation in human melanoma and pancreatic tumor cell. Mol Cell Biochem. 2016; 415:119-31.

255 Fontes S. União Química se prepara para produzir medicamentos biológicos. Valor Econômico, 22 ago. 2017, on-line.

256 Escobar H. "Me dão dinheiro para fazer ciência e eu faço, mas não vai para frente". O Estado de S. Paulo, 9 ago. 2009, A30.

Abismos crescentes

257 Fioravanti C. Cópias criativas. Pesquisa Fapesp. 2008; 152:38-41.

258 Rous FP. The challenge to man of the neoplastic cell. Nobel Lecture, December 13, 1966.

REFERÊNCIAS

A influencia dos raios solares na origem do cancer de pele. O Estado de S. Paulo, 17 out. 1945, p. 1.

A luta contra o cancer. O Estado de S. Paulo, 12 fev. 1933, p. 8.

A penicilina salva mais uma vida. O Estado de S. Paulo, 6 mai. 1944, p. 8.

A Provincia de São Paulo, 3 nov. 1883, p. 2 e 13 nov. 1883, p. 2.

A vacina contra o cancer. O Estado de S. Paulo, 16 jul. 1948, p. 10.

A vacina Paulo Bueno – Não pode ser recomendada para tratamento do cancer. O Estado de S. Paulo, 28 jan. 1958, p. 10.

Allison VD. Fifty years of penicillin. Br Med J. 1979; 1:1625.

Allison VD. Personal recollections of Sir Almroth Wright and Sir Alexander Fleming. The Ulster Medical Journal. 1974; 43:89-98.

Almeida FFW. Do uso do tabaco e de sua influência sobre o organismo. Tese (Doutorado). Rio de Janeiro: Faculdade de Medicina do Rio de Janeiro; 1869.

Amaral A do. Evolução dos institutos científicos. Parcerias Estratégicas. 2006; 11:397-433.

Andrade R de P, Lana V. Médicos, viagens e intercâmbio científico na institucionalização do combate ao câncer no Brasil (1941-1945). Hist Cienc Saude Manguinhos. 2010; 17:109-26.

Androutsos G, et al. The great surgeon Eugène Doyen (1859-1916) and his disputable treatments of cancer. Journal of BUON. 2008; 13:445-53.

Annaes Brasilienses de Medicina. 1851; 1:2-3.

Anuncia a cura do cancer. A Cruz, 28 nov. 1954, p. 3.

Anúncio. Aos srs. médicos. O Estado de S. Paulo, 12 jul. 1918, p. 17.

ANVISA – Agência Nacional de Vigilância Sanitária. Guia para a condução de estudos não clínicos de toxicologia e segurança farmacológica necessários ao desenvolvimento de medicamentos. Brasília: Anvisa; 2013.

Apelação no caso Coraim. Estado de S. Paulo, 18 jul. 1959, p. 10.

Araújo EL, et al. Lapachol: segurança e eficácia na terapêutica. Rev Bras Farmacogn. 2002; 12:57-9.

Armelin HA. Pituitary extracts and steroid hormones in the control of 3T3 cell growth. Proc Natl Acad Sci. 1973; 70:2702-6.

Arseculeratne SN, Arseculeratne G. A re-appraisal of the conventional history of antibiosis and Penicillin. Mycoses. 2017; 60:343-7.

Asparagina já curou 150 casos de cancer. Diário da Noite, 21 jul. 1968, p. 7.

Aspargina e nova droga que vai curar o câncer. Diário da Noite, 24 jul. 1968, p. 7.

Associação Paulista de Medicina. O Estado de S. Paulo, 23 set. 1931, p. 4.

Aurora Fluminense, 13 mai. 1833, p. 1.

Azevedo S. Em torno da ação terapêutica dos extratos de certos cogumelos no câncer humano. Rev Bras Cancerol. 1948; 2:5-8.

Azevedo S. Em torno do tratamento médico do câncer. Rev Bras Cancerol. 1949; 2:69-82.

Batista IFC, et al. A new Factor Xa inhibitor from Amblyomma cajennense with a unique domain composition. Arch Biochem Biophys. 2010; 493:151-6.

Becker EF, Broome JD. L-Asparaginase: inhibition of early mitosis in regenerating rat liver. Science. 1967; 156:1602-3.

Benchimol JL. Domingos José Freire e os primórdios da bacteriologia no Brasil. Hist Cienc Saude Manguinhos. 1995; 2:67-98.

Bignold LP, et al. Hansemann, Boveri, chromosomes and the gametogenesis-related theories of tumours. Cell Biol Int. 2006; 30:640-4.

Bioquímico pernambucano oferece-se para provar que pode curar o câncer. Última Hora, 18 dez. 1963, p. 7.

Botelho Jr CJ. Novo tratamento chimiotherapico do cancer: parte experimental nos animais e no homem. Rev Bras Cir. 1934; 267-87.

Branch A. Factors in Carcinogenesis. CMAJ. 1939; 41:589-90.

Brandão Filho L. Odisseia de uma nevralgia do trigemeo, tipo mandibular. Rev Bras Otorrinolaringologia. 1942; 10:329-45.

Brazil – The Inter-American Congress of Medicine. JAMA, 9 nov. 1946, p. 598.

Broca PP. Traité des tumeurs. Paris: Asselin; 1866.

Broome JD. Evidence that the L-Asparaginase activity of guinea pig serum is responsible for its antilymphoma effects. J Exp Med. 1963; 118:121-48.

Bud RF. Strategy in American cancer research after World War II: a case study. Soc Stud Sci. 1978; 8:425-59.

Bueno ALP. Contribuição para o estudo da pathogenia, da physio-pathologia e da therapeutica do cancer, do ponto de vista da doutrina da Trophodynamica Funccional. Bras Med. 1927; 15:332-5.

Bueno ALP. Contribuição para o estudo da pathogenia, da physio-pathologia e da therapeutica do cancer, do ponto de vista da doutrina da Trophodynamica Funccional. Bras Med. 1927; 18:437-44.

Bueno ALP. Contribuição para o estudo da pathogenia, da physio-pathologia e da therapeutica do cancer, do ponto de vista da doutrina da Trophodynamica Funccional. Bras Med. 1927; 20:466-74.

Bueno ALP. Contribuição para o estudo da pathogenia, da physio-pathologia e da therapeutica do cancer, do ponto de vista da doutrina da Trophodynamica Funccional. Bras Med. 1927; 29:719-24.

Bueno ALP. Contribuição para o estudo da pathogenia, da physio-pathologia e da therapeutica do cancer, do ponto de vista da doutrina da Trophodynamica Funccional. Bras Med. 1927; 36:919-24.

Bueno ALP. Contribuição para o estudo da pathogenia, da physio-pathologia e da therapeutica do cancer, do ponto de vista da doutrina da Trophodynamica Funccional. Bras Med. 1927; 41:1071-80.

Bueno ALP. Contribuição para o estudo da pathogenia, da physio-pathologia e da therapeutica do cancer, do ponto de vista da doutrina da Trophodynamica Funccional. Bras Med. 1927; 49:1286-90.

Bueno ALP. Contribuição para o estudo da pathogenia, da physio-pathologia e da therapeutica do cancer, do ponto de vista da doutrina da Trophodynamica Funccional. Bras Med. 1928; 47:1317-23.

Bueno ALP. Correlações hemaulicas (Do ponto de vista da doutrina da Trophodynamica funccional). Rio de Janeiro: Livraria Editora Leite Ribeiro Freitas Bastos, Spicer & Cia; 1926.

Bueno ALP. Sobre certos phenomenos moleculares de contacto solido-liquido. Bras Med. 1928; 47:1317-23.

Bueno E. O sonho de Carmen. São Paulo: Comunique Editora; 2015.

Cadeo. Le Gaulois. Dernière Heure, Bresil, 28 maio 1928, p. 3.

Cancer Research in Brazil. JAMA, 15 fev. 1934, p. 1318.

Cantero A, et al. Necrotizing and anti-neoplastic effects of new crude fungi extracts in sarcoma bearing mice. Experimental and Clinical Observations on its use in neoplastica disease in man. V Congresso Internacional de Cancerologia de Paris, 1950.

Cardoso HT, et al. Produção de penicilina terapêutica. Mem Inst Oswaldo Cruz. 1945; 43:161-70.

Carvalho HG de. Aspectos da História da Química em Pernambuco de 1935 a 1945. Palestra na Academia Pernambucana de Letras, 18 jun. 1993. Quím Nova. 1995; 18:309-12.

Castro F. de. Butantan vai testar droga contra o câncer em humanos. O Estado de S. Paulo, 25 out. 2014, E5.

Ceme distribui droga anticâncer. Jornal do Brasil, 26 jun. 1975, p. 17.

Central de Medicamentos. Diário de Notícias, 23 fev. 1972, p. 3.

Chain E, et al. Penicillin as a chemotherapeutic agent. Lancet. 1940; 1:226-8.

Chain E. Thirty years of Penicillin therapy. Proc R Soc Lond B. 1971; 179:293-319.

Chapot-Prévost Ed. Études de chirurgie tératologique. Limites de l'opérabilité des tératopages, avec l'observation d'un nouveau xiphopage vivant du sexe masculin, par. Paris, Institut international de bibliographie scientifique, 1901.

Chapot-Prévost Ed. Observation d'un nouveau xiphopage, les frères chinois. Paris, Institut international de bibliographie scientifique, 1901.

Chronica local. O Globo, 2 ago. 1875, p. 1.

Chudzinski-Tavassi AM. Desafios para o desenvolvimento de moléculas com potencial terapêutico. Cad Hist Ciê. 2009; 5:35-48.

Chudzinski-Tavassi AM, et al. A new tick Kunitz type inhibitor, Amblyomin-X, induces tumor cell death by modulating genes related to the cell cycle and targeting the ubiquitin-proteasome system. Toxicon. 2010; 56:1145-54.

Chudzinski-Tavassi AM, et al. Vital Brazil e o pioneirismo na utilização de venenos animais como agentes terapêuticos. Cad Hist Ciê. 2014; 10:13-32.

Cientista diz à Câmara que ipê cura o câncer. Correio da Manhã, 21 set. 1967, p. 9.

Cientista punido pelo governador. O Estado de S. Paulo, 26 jul. 1958, p. 11.

Cientista relata suas pesquisas com ipê-roxo. O Estado de S. Paulo, 24 set. 1967, p. 26.

Classe de 1986. Diario Official, 3 jul. 1930, p. 14483.

Clue to Parasite as Cause of Cancer. The New York Times, 14 fev. 1912.

Cohen JHM. The Scandalous Dr. Doyen, or the Solitary Tragedy of a Prodigy. Bibliothèque numérique Medic@. Jan. 2006.

Congresso Internacional de Luta contra o Cancer. O Estado de S. Paulo, 7 jan. 1934, p. 10.

Corain na Justiça. Correio da Manhã, 23 jun. 1956, p. 4.

Corain: novo ídolo dos paulistas. Correio da Manhã, 28 nov. 1954, p. 15.

Correio da Manhã, 4 jan. 1920, pág. indet.

Costa Jr. AF da. Curietherapia – Casos tratados. Casos curados. Bras Med. 1921; 35:73-6.

Costa Jr. AF da. Curietherapia – Epitheliomas. Nevicarcinomas. Sarcomas. Casos tratados. Casos curados. Bras Med. 1921; 35:98-101.

Costa Jr. AF da. Curietherapia – Lesões pré-cancerosas. Diversos. Casos Tratados. Casos Curados. Bras Med. 1921; 35:163-6.

Costa Jr. AF da. Notas para o estudo do cancer. Estatistica. Therapeutica. Bras Med. 1920; 32:842-5.

Costa RMP. Entre a teoria parasitária e a oncologia experimental: uma proposta de sistematização da ciência oncológica em Portugal, 1889-1945. Hist Cienc Saude Manguinhos. 2012; 19:409-29.

Cummins J, Tangney M. Bacteria and tumours: causative agents or opportunistic inhabitants? Infect Agent Cancer. 2013; 8:11.

Cunha AM da, et al. Ensaios terapêuticos com penicilina: I – Bouba (Framboesia, Pian, Yaws). Mem Inst Oswaldo Cruz. 1944; 40:195-200.

Cunha AM da, et al. Ensaios terapêuticos com penicilina: III – Bouba (Framboesia, pian, yaws): (continuação): penicilina de procedência americana, empregada em doses baixas também cura aparentemente esta enfermidade. Mem Inst Oswaldo Cruz. 1944; 41:247-55.

Cuperschmid EM, Campos TPR de. Primórdios do uso da radiação na medicina mineira. Rev Bras Cancerol. 2008; 54:373-81.

Cura do câncer em 75% dos casos. A Noite, 3 dez. 1954, p. 2.

Davis D. The secret history of the war on cancer. Nova York: Basic Books; 2007.

De São Paulo: Assume caráter mais sério a descoberta do engenheiro – ofertas de hospitais para as provas. Correio da Manhã, 4 nov. 1954, p. 4.

Debates sobre etiologia e terapeutica do cancer. O Estado de S. Paulo, 20 nov. 1957, p. 14.

Desastre. O Pará, 26 jun. 1899, p. 1.

Desmente o professor Prudente de Moraes. A Noite, 27 out. 1954, p. 4.

Diamandis EP. Cancer biomarkers: can we turn recent failures into success? J Natl Cancer Inst. 2010; 102:1462-7.

Diário do Congresso Nacional, 12 set. 1968, p. 6020-1.

Diário Oficial do Estado de São Paulo, 16 abr. 1952, p. 42.

Diário Oficial do Estado de São Paulo, 21 nov. 1956, p. 70.

Diário Oficial do Estado de São Paulo, 23 dez. 1968, p. 49.

Dias QC, et al. Potential therapeutic strategies for non-muscle invasive bladder cancer based on association of intravesical immunotherapy with P-MAPA and systemic administration of cisplatin and doxorubicin. Int Braz J Urol. 2016; 42:942-54.

Dias R, et al. Role of Amblyomin-X on microcirculatory vessels, endothelial cell migration and tumor growth. Toxicol Lett. 2010; 196:S179-80.

Discordo da orientação traçada para a análise oficial da droga anticancerosa. Correio da Manhã, 1 e 2 jan. 1955, p. 7.

Doyen EL. Etiologie et traitement du cancer. Paris: A. Maloine; 1904.

Doyen EL. Le cancer. Paris: A. Maloine; 1909.

Doyen EL. Le micrococcus neoformans et les néoplasmes. Paris: C. Reinwald; 1903.

Doyen EL. Nouveau traitement des maladies infectieuses. L'immunité (en six leçons). Paris: A. Maloine; E. Flammarion; 1911.

Doyen EL. Thérapeutique curative et préventive par les colloïdes phagogènes. Paris: A. Maloine; 1911.

Doyen EL. Traitement local des cancers accessibles par l'action de la chaleur de 55° Congrès de physicothérapie: Paris; 1910.

Doyen EL. Une nouvelle méthode expérimentale. Formule et graphiques de l'immunisation. II La Nouvelle Revue. 1912:1-18.

Dr. Eugene L. Doyen dead. The New York Times, 22 nov. 1916.

Drewes CC, et al. Role of Amblyomin-X on angiogenesis and endothelial cell proliferation. Toxicol Lett. 2010; 196:S179.

Duran M, et al. Nanonization on biotechnological product: nanocrystals and its polymorphisms. Encontro da Sociedade Brasileira de Pesquisa de Materiais. Anais, Guarujá. 2008: 58.

Duran N, et al. A biotechnological product and its potential as a new immunomodulator for treatment of animal phlebovirus infection: Punta Toro virus. Antiviral Res. 2009; 83:143-7.

Duran N, Nunes O da S. Characterization of an aggregated polymer from Penicillium sp. (PB-7 Strain). Braz J Med Biol Res. 1990; 23:1289-302.

Editais – Instituto Paulista de Pesquisas sobre o Câncer – Convocação de Assembléia Geral. O Estado de S. Paulo, 9 set. 1953, p. 17.

Ehrlich P. International Medical Congress: Address in Pathology, on chemiotherapy. Br Med J. 1913; 2746:353-9.

Entidade faz advertência. O Estado de S. Paulo, 11 ago. 68, p. 50.

Entrevista com Willy Beçak. Cad Hist Ciênc. 2008; 4:113-34.

Erdelyi J. Atividades do Instituto Paulista de Pesquisas sobre o Câncer, Biênio 1952-53, p. 8-11. São Paulo. IPPC.

Escobar H. Incertezas jurídicas chegam até a Constituição. O Estado de S. Paulo, 9 ago. 2009, A30.

Escobar H. "Me dão dinheiro para fazer ciência e eu faço, mas não vai para frente". O Estado de S. Paulo, 9 ago. 2009, A30.

Escobar H. "Não fiz a Fundação Butantã para ser fábrica de vacinas". O Estado de S. Paulo, 20 jun. 2010, p. A24.

Estimulo às pesquisas para a descoberta da cura do cancer. O Estado de S. Paulo, 22 nov. 1957, p. 5.

Fallecimentos. O Paiz, 3 jun. 1912, p. 4.

Farmabrasilis. Colaborating to move new treatments forward: Scientific rationale for the use of P-MAPA immunotherapy in the treatment of bladder cancer. 2017. Disponível em: <http://www.farmabrasilis.org/dbarquivos/P-MA­PA%20SCIENTIFIC%20RATIONALE_23968173.pdf>. Acesso em: 21 nov. 2017.

Farmabrasilis. Scientific rationale for the use of P-MAPA in prostate cancer. 2016. Disponível em: <http://www.farmabrasilis.org.br/todos_conteudos_interna.php?id=348&idioma=eng>. Acesso em: 21 nov. 2017.

Fávaro WJ, et al. Effects of P-MAPA Immunomodulator on Toll-Like Receptors and p53: Potential Therapeutic Strategies for Infectious Diseases and Cancer. Infect Agent Cancer. 2012; 18:14.

Fenelon S, et al. Dr. José Carlos Ferreira Pires – Pioneiro da Radiologia na América do Sul. Rev Imagem. 2000; 22:8-19.

Fernandez BPA. O homem e a ciência: o caso histórico de Ignác Semmelweis. Episteme. 2006; 11:419-23, 2006. Ferreira SB, et al. β-Lapachona: sua importância em química medicinal e modificações estruturais. Rev Virtual Quím. 2010; 2:140-60.

Fioravanti C. André Gratia, pioneiro pouco conhecido da história dos antibióticos. Cad Hist Ciênc. 2014; 8:285-97.

Fioravanti C. Carteiros notáveis. Pesquisa Fapesp. 2013; 204:38-43.

Fioravanti C. Cópias criativas. Pesquisa Fapesp. 2008; 152:38-41.

Fioravanti C. Luta contra o sol. Pesquisa Fapesp. 2012; 199:44-9.

Fioravanti CH. A molécula mágica. São Paulo: Manole; 2016.

Fioravanti CH. Fungos, instituições, máquinas e pessoas em negociação: o percurso do fármaco P-Mapa. Tese (Doutorado). Unicamp; 2010.

Fioravanti CH. New perspectives on drug development in developing countries: a case study of the Brazilian compound P-Mapa. Reuters Fellowship Paper, Oxford University; 2007.

First intrathecal injection of penicillin: graph of temperature, pulse rate etc. of Fleming's patient Harry Lambert, before and after receiving penicillin, August 1942. British Library Add. MS 56183, f.282.

Fleming A. On a remarkable bacteriolytic element found in tissues and secretions. Proc R Soc Lond. 1922; 93:306-17.

Fleming A. On specific antibacterial properties of penicillin and potassium tellurite; incorporating a method of demonstrating some bacterial antagonisms. J Pathol Bacteriol. 1932; 35:831-42.

Fleming A. On the antibacterial action of cultures of a Penicillium, with special reference to their use in the isolation of B. influenzae. Br Exp Pathol. 1929; 10:226-36.

Fleming A. Some problems in the use of antiseptics. Br Dent J. 1932; 52:105-17.

Foi Pasteur quem descobriu a cura do câncer. A Noite, 30 out. 1954, p. 2.

Fonseca AS, Buranello SM. Evolução da legislação de medicamentos no Brasil. In: Silva, CR da. Desenvolvimento de medicamentos no Brasil. São Paulo: Nelpa; 2017.

Fontes S. União Química se prepara para produzir medicamentos biológicos. Valor Econômico, 22 ago. 2017, on-line.

Foreign Letters – Brazil (from our regular correspondent, São Paulo, Aug. 10, 1946). JAMA, 21 set. 1946, p. 170.

Francisco FC, et al. História da Radiologia no Brasil. Rev Imagem. 2005; 28:63-6.

Francisco FC, et al. Radiologia: 110 anos de história. Rev Imagem. 2005; 27:281-6.

Freire D. Microbiologie du cancer. Son traitement bactérien. Revue Médico-Chirurgicale du Brésil. 1895.

Freire D. Novas investigações sobre o micróbio do câncer. Rio de Janeiro, s. e., 1892.

Freire D. Premières études expérimentales sur la nature du cancer. Rio de Janeiro: Typ. Pinheiro & C.; 1887.

Freire D. Reclamação da prioridade da descoberta do bacilo do cancro. Gaz Méd Bahia. 1888; 19:331-3.

Friedman M, Friedland G. As dez maiores descobertas da medicina. São Paulo: Companhia de Bolso; 2006.

Furtado A da R. Atividade antibacteriana do Aspergillus flavus. Mem Inst Oswaldo Cruz. 1955; 41:45-57.

Furtado A da R. Atividade antibacteriana do Aspergillus niger van Tieghem, 1867; pesquisas em 14 amostras da National Collection of Type Cultures (M. R. C.). Mem Inst Oswaldo Cruz. 1946; 44:543-7.

Gambarini AG, Armelin HA. Purification and partial characterization of an acidic fibroblast growth factor from bovine pituitary. J Biol Chem. 1982; 257:9692-7.

Garcia PV, et al. Increased toll-like receptors and p53 levels regulate apoptosis and angiogenesis in non-muscle invasive bladder cancer: mechanism of action of P-MAPA biological response modifier. BMC Cancer. 2016; 16:1-18.

Gatenby R. The potential role of transformation-induced metabolic changes in tumor-host interaction. Cancer Res. 1995; 55:4151-6.

Gazeta do Brasil, 24 out. 1827, pág. indet.

Gensini GF, et al. The contributions of Paul Ehrlich to infectious disease. J Infec. 2007; 54:221-4.

Girardi G. Os boticários da fauna brasileira. O Estado de S. Paulo, 18 mar. 2007, A26.

Glister GA, Williams TI. Production of gliotoxin by Aspergillus fumigatus mut. helvola Yuill. Nature. 1944; 153:651.

Glister GA. A new antibacterial agent produced by a mould. Nature. 1941; 148:470.

Goldsworthy P, McFarlane A. Howard Florey, Alexander Fleming and the fairy tale of penicillin. The Medical Journal of Australia. 2002; 176:178-80.

Gratia A, Dath S. De l'action bacteriolytique des streptothrix. C R Biol. 1925; 92:1125.

Gratia A, Dath S. Moisissures et microbes bactériophages. C R Biol. 1925; 92:46.

Gratia A, Dath S. Propriétés bactériolytiques de certaines moisissures. C R Biol. 1924; 91:1442.

Gratia, J-P. André Gratia: a forerunner in microbial and viral genetics. Genetics. 2000; 156:471-6.

Graziani SR, et al. Phase II study of paclitaxel associated with lipid core nanoparticles (LDE) as third-line treatment of patients with epithelial ovarian carcinoma. Med Oncol. 2017; 34:151.

Graziani SR, et al. Uptake of a cholesterol-rich emulsion by breast cancer. Gynecol Oncol. 2002; 85:493-7.

Guimarães M. Philip Hanawalt: "O que não se sabe é o mais importante na ciência". Pesquisa Fapesp. 2009; 157:8-13.

Guthrie D. Study of cancer in Argentina. Br Med J. 1945; 1:224.

Hamilton W, Fonseca C. Política, atores e interesses no processo de mudança institucional: a criação do Ministério da Saúde em 1953. Hist Cienc Saude Manguinhos. 2003; 10:791-825.

Hanahan D, Weinberg RA. The Hallmarks of Cancer Cell. Cell. 2000; 100:57-70.

Hare R. New light on the history of penicillin. Med Hist. 1982; 26:1-24.

Hare R. The scientific activities of Alexander Fleming, other than the discovery of Penicillin. Med Hist. 1983; 27:347-72.

Hargreaves D. Médico biriguiense descobre antibiótico contra câncer. Diário de Birigui, 25 jul. 1979, p. 3.

Harris H. Florey and penicillin. Oxford Mag. 1998; 158:1-5.

Harris H. Howard Florey and the development of penicillin. Notes Rec R Soc Lond. 1999; 53:243-52.

Hartmann H. Le séro-diagnostic du cancer. Bul Acad Natl Med. 1926; 25:412-5.

Henderson J. The Plato of Praed Street: the life and times of Almroth Wright. JRSM. 2001; 94:364-5.

Heynic F. The original "magic bullet" is 100 years old. Br J Psychiatry. 2009; 195:456.

Hoffmann ME, Meneghini R. Action of hydrogen peroxide on human fibroblast in culture. Photochem Photobiol. 1979; 30:151-5.

Homenagem ao cientista Paulo Bueno. O Estado de S. Paulo, 8 jul. 1958, p. 14.

Importante contribuição de medico paulista á luta contra o cancer. O Estado de S. Paulo, 15 nov. 1957, p. 9.

Iniciada ontem a campanha nacional contra o cancer. O Estado de S. Paulo, 7 abr. 1954, p. 3.

Iniciam-se amplos debates sobre a prevenção do cancer. O Estado de S. Paulo, 25 jul. 1954, p. 8.

Instituto de Antibióticos aproveitará flora do país. Correio da Manhã, 24 ago. 1961, p. 2.

Instituto Paulista de Pesquisas sobre o Cancer. O Estado de S. Paulo, 30 dez. 1951, p. 9.

Instituto Paulista de Pesquisas sobre o Cancer. O Estado de S. Paulo, 17 jan. 1952, p. 8.

Interrogado novamente em Juízo o engenheiro. O Estado de S. Paulo, 9 jul. 1959.

Iori C, Nassif EL. Antonio Prudente: Turning Dreams into Reality. Appl Cancer Res. 2005; 25:93-110.

Ipê-roxo na Câmara como anticâncer. Correio da Manhã, 19 set. 1967, p. 1.

Joklik WK. The Story of Penicillin: The View from Oxford in the Early 1950s. FASEB J. 1996; 10:525-8.

Kidd JG. Effects of an antibiotic from Aspergillus fumigatus Fresenius on tumor cells in vitro, and its possible identity with gliotoxin. Science. 1947; 105:511-3.

Kidd JG. Regression of transplanted lymphomas induced in vivo by means of normal guinea pig serum. J Exp Med. 1953; 98:565-82.

Korc M, Friesel RE. The role of fibroblast growth factors in tumor growth. Curr Cancer Drug Targets. 2009; 9:639-51.

Krause RM. Paul Ehrlich and O.T. Avery: pathfinders in the search for immunity. Vaccine. 1999; 17:64-7.

Kretzer IF, Maria DA, Maranhão RC. Drug-targeting in combined cancer chemotherapy: tumor growth inhibition in mice by association of paclitaxel and etoposide with a cholesterol-rich nanoemulsion. Cell Oncol. 2012; 35:451-60.

Kroeff M. O câncer é curável? Rev Bras Cancerol. 1947; 1:77-8.

Kroeff M. Resenha da luta contra o câncer no Brasil – Documentário do Serviço Nacional de Câncer. 2. ed. Brasília: Ministério da Saúde; 2007.

Krush, AJ. Contributions of Pierre Paul Broca to Cancer Genetics. Trans Nebr Acad Sci Affil Soc. Paper 316, 1979.

Laboratório clandestino fechado por fiscais da Vigilância Sanitária. Jornal do Commercio, 25 jul. 1998.

L-asparaginase. O Estado de S. Paulo, 11 jul. 1968, p. 3.

Lavedan J. Le séro diagnostic du cancer par la reaction de Botelho (Résultats de l Institut du radium de l'Université de- Paris). Bul Acad Natl Med. 1926; 25:543-8.

Le Bacille du carcinome. L'Électrothérapie. 1888; 2:34-5.

Leão AE, et al. Ensaios terapêuticos com penicilina: II – Sífilis: (Nota prévia). Mem Inst Oswaldo Cruz. 1944; 41:237-45.

Ledford H. Brazilian courts tussle over unproven cancer treatment. Nature. 2015; 527:420-1.

Lemos C. Etiologia do cancro: contribuição para o estudo da etiologia dos tumores malignos. Porto: Typographia a vapor de Arthur José de Sousa & Irmão. 1903.

Lemes C. "Vacinas" são tiros no escuro e podem até piorar doença. O Estado de S. Paulo, 1 dez. 1993, especial, p. 3.

Lemos F de. Crônica Científica/Diagnóstico precoce. Correio da Manhã, 20 ago. 1961, p. 7.

Libenau J. The British success with penicillin. Soc Stud Sci. 1987; 17:69-86.

Lima OG. Nigerina, novo alcalóide isolado da "Jurema preta" (Mimosa hostilis). Anais da Sociedade de Biologia de Pernambuco. 1944; 5:24.

Lima OG. Observações sobre o "vinho da Jurema" utilizado pelos índios Pancarú de Tacaratú (Pernambuco). Separata dos Arquivos do IPA. 1946; 4.

Lima OG. Primeiras observações sobre o comportamento fitohormônico de um alcalóide isolado da Jurema Preta (Mimosa hostilis). 1ª Comunicação. Anais da Sociedade de Biologia de Pernambuco. 1946; 6:5.

Lima OG, et al. Primeiras observações sobre a ação antimicrobiana do lapachol. Separata dos Anais da Sociedade de Biologia de Pernambuco. 1956; 14:129-35.

Lima R da S, Afonso JC. Raios X: fascinação, medo e ciência. Quím Nova. 2009; 32:263-70.

Magalhães O, Rocha A. Tifo exantemático neotrópico no Brasil: ensaios terapêuticos com a penicilina. Mem Inst Oswaldo Cruz. 1944; 41:59-64.

Manchester KL. Theodor Boveri and the origin of malignant tumours. Trends Cell Biol. 1995; 5:384-7.

Maranhão RC, et al. Plasma kinetics and biodistribution of a lipid emulsion resembling low-density lipoprotein in patients with acute leukemia. Cancer Res. 1994; 54:4660-6.

Marcas Depositadas. Diário Oficial da União, 30 jul. 1965, p. 2495. Cariocilin (anúncio). O Estado de S. Paulo, 24 jul. 1966, p. 14.

Marcas. Revista da Propriedade Industrial, p. 3335, 1 nov. 2016. Diário Oficial da União 221, 19 nov. 1999, p. 45, e 204, 24 out. 2001, p. 59.

Marcolin N, Fioravanti C. Humberto Torloni: Nos bastidores da oncologia. Pesquisa Fapesp. 2014; 216:22-9.

Marquardt M. Paul Ehrlich, some reminiscences. Br Med J. 1954; 1:665-6.

Martins EA, et al. Oxidative stress induces activation of a cytosolic protein responsible for control of iron uptake. Arch Biochem Biophys. 1995; 316:128-34.

Medicamento anticâncer. O Estado de S. Paulo, 13 fev. 1969, p. 5.

Médico acusa instituto de sabotagem. Correio da Manhã, 26 set. 1968, p. 5.

Mello Filho AC, et al. Cell killing and DNA damage by hydrogen peroxide are mediated by intracellular iron. Biochem J. 1984; 218:273-5.

Melo A de, et al. Stimulation of myelopoiesis in Listeria monocytogenes-infected mice by an aggregated polymer isolated from Aspergillus oryzae. Hum Exp Toxicol. 2001; 20:38-45.

Meyer JR. Ação antineoplásica dos filtrados de cultura de "Aspergillus flavus link" demonstrada "in vitro" sobre um tumor transplantável do camundongo. Arq Inst Biol. 1947-48; 18:239-42.

Meyer JR. Ação cicatrizante da "Micelina" sobre úlceras gástricas, duodenais e varicosas. O Biológico. 1962; 28:263-5.

Meyer JR. Ação desfavorável da tireoglobulina sobre o desenvolvimento dos excertos de adenocarcinoma mamário do camundongo. Arq Inst Biol. 1960; 27:137-40.

Meyer JR. Considerações sobre a alimentação, crescimento celular e câncer. O Biológico. 1963; 29:212-4.

Meyer JR. Correspondência para Agesilau Bitancourt. 1 fev. 1951, 27 out. 1950, 14 nov. 1950.

Meyer JR. Correspondência para Hélio Sermenha Lepage, 15 abr. 1952.

Meyer JR. Embolia pulmonar amnio-caseosa. Bras Med. 1926; 2:301-3.

Meyer JR. Ensaio de tratamento quimioterápico pela micelina antineoplásica em casos de cânceres humanos não operáveis. Arq Inst Biol. 1952; 21:43-6.

Meyer JR. Indícios da existência de uma substância antineoplásica formada nos líquidos de cultura do "Penicillium notatum". Arq Inst Biol. 1945; 16:307-14.

Meyer JR. Orquídeas ao alcance de todos. São Paulo de ontem, de hoje e de amanhã – Boletim do Departamento Estadual de Informações. 1947; 7:4-6.

Meyer JR. Tentativas para separação da substância antineoplásica que se forma nos líquidos de cultura de "Penicillium notatum". Arq Inst Biol. 1946; 17:163-81.

Meyer JR, Cerruti H. Ação antineoplásica dos extratos aquosos do Polyporus cinnabarinus demonstrada in vitro com um tumor transplantável do camundongo. Arq Inst Biol. 1946; 17:175-81.

Meyer JR, Saborido J. Algumas pesquizas sobre a biologia do sarcoma transplantável da galinha encontrado em S. Paulo. Arq Inst Biol. 1934; 5:113-26.

Mirra AP, Rosemberg J. A história da luta contra o tabagismo no Brasil: trinta anos de ação. 2. ed. Salvador: Sociedade Brasileira de Cancerologia; 2005.

Moberg CL. Penicillin's forgotten man: Norman Heatley. Science. 1991; 253:734-5.

Monteiro AN, Waizbort R. The accidental cancer geneticist: Hilário de Gouvea and heredity retinoblastoma. Cancer Biol Ther. 2007; 6:811-3.

Monteiro KM. Atividade farmacológica de suplemento nutricional TK3. Dissertação (Mestrado). Unicamp; 2006.

Morais JOF de. O químico Oswaldo Gonçalves de Lima – comentários sobre uma existência. Recife: Editora Universitária UFPE; 2006.

Morais KL, et al. Amblyomin-X induces ER stress, mitochondrial dysfunction, and caspase activation in human melanoma and pancreatic tumor cell. Mol Cell Biochem. 2016; 415:119-31.

Moura JA, et al. Novel formulation of a methotrexate derivative with a lipid nanoemulsion. Int J Nanomedicine. 2011; 6:2285-95.

Mukherjee S. Imperador de todos os males – Uma biografia do câncer. São Paulo: Cia. das Letras; 2012.

Na Assembleia Legislativa – Inteiramente improdutivas as sessões ordinarias da semana. O Estado de S. Paulo, 19 jul. 1958, p. 3.

Na Assembleia Legislativa Estadual. O Estado de S. Paulo, 16 abr. 1952, p. 8.

Não cura o cancer nem vale nada o pó de Corain. Diário Carioca, 12 dez. 1954, p. 1.

Nava P. Chão de ferro. São Paulo: Ateliê Editorial; 2001:334.

Navarro MVT, et al. Controle de riscos à saúde em radiodiagnóstico: uma perspectiva histórica. Hist Cienc Saude Manguinhos. 2008; 15(4):1039-47.

Nenhuma eficiência do carboncelox no tratamento do cancer. A Noite, 6 dez. 1955, p. 1.

Nogueira Neto, F de S. Avaliação dos efeitos da crotoxina isolada do veneno de serpente Crotalus durissus terrificus sobre a transecção do nervo ciático de ratos: avaliação histológica da formação do neuroma e capacidade de interferir com a condutividade nervosa (dor). Dissertação (Mestrado). Unesp; 2008.

Nôvo remédio para o câncer. O Estado de S. Paulo, 21 abr. 1967, p. 7.

Obituário. Jornal do Brasil, 22 set. 1989, p. 12.

Oliveira MB, Fernandes BPM. Hempel, Semmelweis e a verdadeira tragédia da febre puerperal. Sci Stud. 2007; 5:49-79.

O micróbio do cancro. Gaz Méd Bahia. 1888; 19:507-13.

Opina a Comissão: Inocua a vacina contra o cancer. O Estado de S. Paulo, 14 jan. 1959, p. 9.

O supremo sacrifício. Revista da Semana, 3 maio 1924, p. 29.

Pacheco MT, et al. Specific role of cytoplasmic dynein in the mechanism of action of an antitumor molecule, Amblyomin-X. Exp Cell Res. 2016; 340:248-58.

Parceria contra câncer. Pesquisa Fapesp. 2001; 64:39-41.

Patente da LDE atesta reconhecimento à eficácia do novo veículo de quimioterápicos. Pesquisa Fapesp. 1997; 16:4-7.

Pela Faculdade – Vida official. Revista da Medicina. 1927; 529.

Penicillin. Life. 17 jul. 1944, p. 57-61.

Pereira Jr. J. Tolerância à micelina em mamíferos. Arq Inst Biol. 1954; 21:65-70.

Pernambuco vira cobaia de casca de pé de ipê. Jornal do Brasil, 20 abr. 1967, p. 16.

Pernambuco. Jornal do Brasil, 26 set. 1969, p. 1.

Pernambuco. Jornal do Brasil, 8 jul. 1970, p. 1.

Pesquisa sobre o cancer – Reuniu-se a comissão que estuda o problema. O Estado de S. Paulo, 28 nov. 1957, p. 15.

Pesquisas sobre o câncer – chega a São Paulo cidade-miniatura para exposição beneficente. O Estado de S. Paulo, 20 set. 1952, p. 9.

Pesquisas sobre o cancer. O Estado de S. Paulo, 26 out. 1952, p. 16.

Pestana L da C. O micróbio do carcinoma. Dissertação inaugural apresentada e defendida perante a Escola Médico-Cirúrgica de Lisboa. Lisboa: Typographia de Eduardo Roza; 1889.

Plantarum indigenarum et exoticarum icones ad vivum coloratae, oder, Sammlung nach der Natur gemalter Abbildungen inn-und ausländlischer Pflanzen, für Liebhaber und Beflissene der Botanik. Viena, Leipzig: Lukas Hochenleitter und Kompagnie, v. 2, 1789.

Pó preto cura o câncer. Diário da Noite, 28 out. 54, p. 1.

Portela MCD (coord.). Fundação do Câncer – 20 anos de boas notícias (1991-2011). Rio de Janeiro: Fundação do Câncer, Casa da Palavra; 2011:30-31.

Porto Â. Representações sociais da tuberculose: estigma e preconceito. Rev Saúde Públ. 2007; 41:43-9.

Portugal O. O problema do cancer. O Estado de S. Paulo, 11 nov. 1909, p. 1.

Prado F, et al. Ensaios terapeuticos com a penicilina preparada no Instituto Butantan. Mem Inst Butantan. 1944; 23:115-28.

Prestes JC. Estudo prospectivo, duplo-cego e randomizado, para avaliar a eficácia e a tolerabilidade do suplemento nutricional "TK3" na redução da toxicidade apresentada por pacientes em quimioterapia para diferentes tipos de câncer. Dissertação (Mestrado). Unicamp; 2010.

Primeiro Congresso Brasileiro de Cancer – Actas e trabalhos, v. 1. Summario da Sessão Inaugural, p. 20.

Primi L. Congresso internacional de câncer discute novidades no tratamento. O Estado de S. Paulo, 12 ago. 2002, p. A12.

Proclamaçaõ da Juncta Provisional do Governo da Bahia. Correio Braziliense, 157, jun. 1821, p. 617.

Proclamaçaõ do Governo Provisório de Pernambuco, sobre a escravatura. Correio Braziliense, 109, jun. 1817, p. 618.

Proctor RN. Angel H Roffo: the forgotten father of experimental tobacco carcinogenesis. Bull World Health Organ. 2006; 84:494-6.

Proctor RN. The anti-tobacco campaign of the Nazis: a little known aspect of public health in Germany, 1933-45. Br Med J. 1996; 313:1450-3.

Proctor RN. The history of the discovery of the cigarette lung cancer link: evidentiary traditions, corporate denial, global toll. Tob Control. 2012; 21:87-91.

Professor desmente declarações a êle atribuidas por um jornal. Diário Oficial do Estado de São Paulo, 29 jul. 1958, p. 1.

Proibida em São Paulo a venda do "carvão do dr. Corain". Correio da Manhã, 23 out. 1955, p. 7.

Proteína pode levar à vacina contra câncer. O Estado de S. Paulo, 24 nov. 1995, p. 15.

Prudente A. O câncer precisa ser combatido. São Paulo: Calvino Filho; 1935.

Químico do Nordeste parece ter aberto caminhos novos no tratamento do câncer. Última Hora, 13 dez. 1963, p. 3.

Rabelo A. O câncer morre. Olinda, Pernambuco; 1968.

Ramos JO. Correspondência para Hélio Sermenha Lepage. 15 abr. 1952.

Ramos M, et al. A instrumentação do clínico. Rev Med. 2007; 86:52-60.

Rebouças MM, et al. Henrique da Rocha Lima, o consolidador do Instituto Biológico. São Paulo, Fapesp; 2009.

Recorre ao governador o cientista. O Estado de S. Paulo, 29 jul. 1958, p. 15.

Refuta o engenheiro Corain a nota do Serviço Nacional do Câncer. Correio da Manhã, 9 dez. 1955, p. 3.

Reis J. Personalidade de Rocha Lima. Arq Inst Biol. 1956; 23:7-21.

Relatório da Câmara Municipal de São Paulo, 1955.

Relatório da Comissão do Serviço Nacional do Cancer. Correio da Manhã, 6 dez. 1955, p. 3.

Ribeiro DF. Penicillin action on the germination of seeds. Science. 1946; 104:2688.

Roffo AH. Carcinogenic benzoppyrene from tobacco tar. Bulletin of the Institute of Experimental Medicine of Buenos Aires. 1939; 49:588.

Roffo AH. Carcinogenic value of oxidated e oils. Am J Dig Dis. 1946; 13:33-8.

Roffo AH. Carcinoma in rabbits caused by tobacco. Bulletin of the Institute of Experimental Medicine of Buenos Aires. 1930; 24:501.

Roffo AH. Durch Tabak beim Kaninchen entwickeltes Carcinom [Tobacco-induced cancer in rabbits]. Zeitschrift für Krebsforschung [Journal of Cancer]. 1931; 33:321.

Roffo AH. Experimental tobacco leukoplakia. Bulletin of the Institute of Experimental Medicine of Buenos Aires. 1930; 23:130.

Roffo AH. La colesterina de la piel de los negros y su relación con el cáncer cutaneo. Buenos Aires: Imprenta de la Universidad; 1937.

Roffo AH. The carcinogenic effects of tobacco. Monatsschrift für Krebsbekämpfung. 1940; 8:97-102.

Roffo AH. The egg-plant (Solanum melongena L.) in decholesterolization. Yale J Biol Med. 1945; 18:25-30.

Rohr SR. Estudo prospectivo de fase 1 para avaliação da maior dose tolerável, toxicidade, farmacocinética e eficácia do LDE-Etoposide no condicionamento do transplante alogênico de células tronco hematopoeticas de pacientes com Leucemia Mieloide Aguda. Tese (Doutorado). Unifesp; 2018.

Rous FP. A sarcoma of the fowl transmissible by an agent separable from the tumor cells. J Exp Med. 1911; 13:397-411.

Rous FP. A transmissible avian neoplasm (sarcoma of the common fowl.). J Exp Med. 1910; 12:696-705.

Rous FP. The challenge to man of the neoplastic cell. Nobel Lecture, December 13, 1966.

Salvajoli JV. O papel da radioterapia no tratamento do câncer – avanços e desafios. Onco&. set./out. 2012, p. 32-6.

Sanglard G. Laços de sociabilidade, filantropia e o Hospital do Câncer do Rio de Janeiro (1922-1936). Hist Cienc Saude Manguinhos. 2010; 17:127-47.

Santiago ME, et al. Improvement in clinical signs and cellular immunity of dogs with visceral leishmaniasis using the immunomodulator P-MAPA. Acta Trop. 2013; 127:174-80.

Santos R do C. CPQBA testa suplemento para portadores de câncer. Jornal da Unicamp. 2007; 352:8.

São Paulo prepara a produção em massa do sôro anticâncer. Última Hora, 23 dez. 57, p. 7.

Satisfeito o governador com o resultado de sua conferencia com o chefe da Nação. O Estado de S. Paulo, 21 nov. 1957, p. 5.

Saules CL de. Considerações sobre a Ambayba e sua applicação á cura do cancro. Tese (Doutorado). Rio de Janeiro: Faculdade de Medicina do Rio de Janeiro; 1848.

Schrodinger E. O que é a vida? São Paulo: Editora Unesp; 1997.

Scientific notes and news. Science. 1945; 101:61.

Scoville C. de, et al. Nobel chronicle: Fleming and Gratia. Lancet. 1999; 354:258.

Será testado medicamento anticâncer. Última Hora, 21 jan. 1964, p. 2.

Shama G. Auntibiotics: the BBC, penicillin, and the second world war. Br Med J. 2008; 337:1464-6.

Shama G. No New Thing under the Sun (?): On Claims to the Discovery of Penicillin prior to 1928. J Pharm Microbiol. 2017; 3:1-4, 2017.

Sidransky D. Emerging molecular markers of cancer. Nat Rev Cancer. 2002; 2:210-9.

Silva Od'U e. Sobre a leishmaniose tegumentar e seu tratamento. Mem Inst Oswaldo Cruz. 1915; 7:213-48.

Silva TM de A, et al. Etnobotânica histórica da jurema no nordeste brasileiro. In: Monroy R, Chávez JMR (Org.). Etnobiología. 2010; 8:1-10, 2010.

Silverstein, AM. Paul Ehrlich's passion: the origins of his receptor immunology. Cell Immun. 1999; 194:213-21.

Stücker A, Cytrynowics MM. Origens e trajetória da indústria farmacêutica no Brasil. São Paulo: Narrativa Um; 2007.

Sykes R. Penicillin: from discovery to product. Bull World Health Organ. 2001; 79:778-9.

Teixeira LA. O câncer na mira da medicina brasileira. Rev Bras Hist Ciênc. 2009; 2:104-17.

Teixeira LA. O controle do câncer no Brasil na primeira metade do século XX. Hist Cienc Saude Manguinhos. 2010; 17:13-31.

Teixeira LA, Fonseca CMO. De doença desconhecida a problema de saúde pública: o Inca e o controle do câncer no Brasil, Rio de Janeiro: Ministério da Saúde; 2007: 22, 49, 58-86.

Teodoro CR, Caetano R. O caso da fosfoetanolamina sintética e a preocupante flexibilização das normas sanitárias no Brasil. Physis. 2016; 26:741-6.

Torloni H. The Power of Antonio Prudente's Dream. Appl Cancer Res. 2005; 25:5.

Torres-Homem JV. O abuso do tabaco como causa da angina do peito. A aribina, nova base organica. Gazeta Médica do Rio de Janeiro. 1863; 2:15.

Turner GG. A Visit to South America. Lancet. 1940; 235:106-8.

Um engenheiro anuncia haver descoberto a cura do câncer. Correio da Manhã, 28 out. 1954, p. 3.

Um martyr da radiologia. Revista da Semana. 11 out. 1924, p. 20-21.

Universidade de Pernambuco examina asparagina e dirá em 2 meses se cura câncer. Jornal do Brasil, 30 jul. 1968, p. 17.

Vacina contra o cancer – Resultados animadores com as primeiras experiências. O Estado de S. Paulo, 16 nov. 1957, p. 28.

Vacina contra o cancer descoberta nos Estados Unidos. O Estado de S. Paulo, 27 ago. 1961, p. 23.

Van Epps H. Peyton Rous: father of the tumor vírus. J Exp Med. 2005; 3:320.

Veloso AJB. Descobertas simultâneas e a medicina do século XX (2ª parte). O caso da penicilina e das sulfamidas. Med Interna. 2006; 13:52-60.

Vida Cultural. Correio da Manhã, 23 nov. 1952, p. 10.

Weinstein B. Current concepts on mechanisms of chemical carcinogenesis. Bull N YAcad Med. 1978; 54:366-83.

Weiss RA, Vogt PK. 100 years of Rous sarcoma virus. J Exp Med. 2011; 208:2351-5.

Weller CV. The inheritance of retinoblastoma and its relatioship to practical eugenics. Cancer Res. 1941; 1:517-35.

White EC. Bactericidal filtrates from a mold culture. Science. 1940; 92:127.

Winau F, et al. Paul Ehrlich-in search of the magic bullet. Microb Infect. 2004; 6:786-9.

Woodhouse DL. The chemodiagnosis of malignancy. Cancer Res. 1940; 40:359-74.

Wright AE, Semple D. Remarks on vaccination against typhoid fever. Br Med J. 1897; 1:256-9.

X. O Momento Internacional: Medicina e Guerra. Folha da Manhã, 15 mar. 1942, p. 6.

Yamagiwa K, Ichikawa K. Experimental study of the pathogenesis of carcinoma. Cancer Res. 1918; 3:1-21.

Créditos das imagens do caderno de fotos:

P. 1 – Fabio Colombini

P. 2 – G. Rumont, in: Gratia, J-P, 2000; Errin Johnson/Wellcome Collection

P. 3 – Science Museum London

P. 4 – Centro de Memória do Instituto Biológico; Libero Ajello/CDC

P. 5 – Relatório da Câmara Municipal de São Paulo, 1955, p. 239 e 241

P. 6 – Hemeroteca Digital Brasileira/Fundação Biblioteca Nacional; acervo *O Estado de S. Paulo*; *Nature*

P. 7 – Carlos Henrique Fioravanti; Farmabrasilis; Duran M, et al., 2008

P. 8 – Sérgio Barbosa/InCorHCFMUSP; Moura JA, et al., 2011; Graziani SR, et al., 2002

Este livro foi impresso no Brasil
em tipologia Trade Gothic LT Std e Palatino LT Std
para Editora Atheneu
pela gráfica Stamppa
em papel offset 90 g e capa 250 g
em agosto de 2019.